PraxisWissen

Recovery und Empowerment

Psychiatrie Verlag

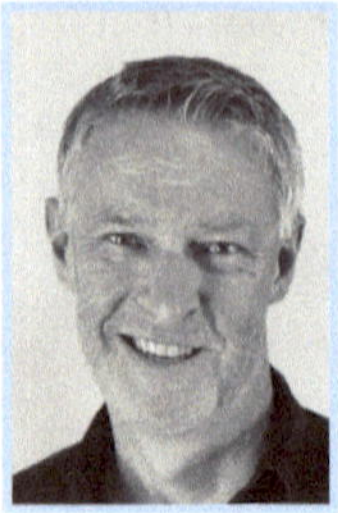

ANDREAS KNUF, Diplom-Psychologe und psychologischer Psychotherapeut, langjährige Tätigkeit in der stationären und ambulanten psychiatrischen Versorgung, arbeitet in eigener Praxis und in der Fortbildung. Zahlreiche Veröffentlichungen. Er ist Mitgründer der Online-Akademie MINDEMY (www.mindemy.de), auf der die im Buch erwähnten Onlinekurse zu Recovery erhältlich sind (siehe im laufenden Text und im Anhang).

PraxisWissen

Andreas Knuf

Recovery und Empowerment

Psychiatrie Verlag

Die Reihe **Praxis**Wissen wird herausgegeben von:
Karsten Giertz, Caroline Gurtner, Nilufar Mossaheb, Klaus Obert, Tobias Teismann und Maike Wagenaar

Andreas Knuf
Recovery und Empowerment
PraxisWissen 8
2., überarbeitete und aktualisierte Auflage 2026
ISBN: 978-3-96605-358-7
ISBN E-Book (PDF): 978-3-96605-359-4
ISBN E-Book (EPUB): 978-3-96605-360-0

Weitere Bücher zu psychischen Störungen finden Sie im Internet:
www.psychiatrie-verlag.de

Bibliografische Information der Deutschen Nationalbibliothek
Die Deutsche Nationalbibliothek verzeichnet diese Publikation in der Deutschen Nationalbibliografie; detaillierte bibliografische Daten sind im Internet über https://portal.dnb.de abrufbar.

Psychiatrie Verlag GmbH
Ursulaplatz 1
50668 Köln
info@psychiatrie-verlag.de

Lektorat: Uwe Britten, Eisenach
Umschlagkonzeption und -gestaltung: studio goe, Düsseldorf
Umschlagabbildung: belchonock / iStock.com
Typografiekonzeption: Iga Bielejec, Nierstein
Typografie und Satz: Barbara Hoffmann, Leipzig
Druck und Bindung: CPI books GmbH, Leck

Inhalt

Empowerment, Recovery und die eigene Arbeitszufriedenheit – Einleitung

Frau G. lebt schon seit fünf Jahren in einem Wohnheim und soll täglich in die Werkstatt gehen. Sie sagt selbst, dass ihr das eigentlich guttut, aber sobald es in der Werkstatt nur die kleinste Veränderung gibt, gerät sie unter massiven Stress und lässt sich gleich mal für drei Wochen krankschreiben. Früher hat sie öfter Besuche im Ort gemacht und hatte ein Stammcafé, in dem sie am Wochenende viel Zeit verbracht hatte, aber auch da geht sie nun nicht mehr hin. Selbst im Wohnheim zieht sie sich mehr und mehr zurück, nimmt teilweise nur noch widerwillig an Hausversammlungen teil und erscheint öfter auch nicht mehr zu den Mahlzeiten. Eine Medikamentenumstellung hat keine Veränderung ihres Verhaltens bewirkt. Die Mitarbeitenden sind zunehmend frustriert und reagieren zuweilen schon ärgerlich auf Frau G.

Herr H. kommt regelmäßig alle vier bis fünf Wochen zu einem Gespräch in den Sozialpsychiatrischen Dienst. Die Gespräche laufen immer gleich ab: Herr H. beklagt sich über Gott und die Welt, vor allem über seine Ex-Frau, die ihn vor nun schon fast zwanzig Jahren verlassen hat, und über seine Kinder, die ihn so selten besuchen würden. Die Mitarbeiterin ist ratlos, denn sie hört ihm schon einige Jahre zu, ohne dass es irgendeine Veränderung gegeben hätte. Sie erlebt Herrn H. ganz rückwärtsgewandt, denn anstatt in seinem Alltag etwas zu verändern, schimpft er lieber. Neulich hat sie ihn gefragt, ob er denn nicht einfach traurig darüber sei, dass seine Beziehung in die Brüche gegangen und er nun so viel allein sei. Ganz kurz bemerkte sie dann einen feuchten Film auf seinen Augen, doch schon ging das Geschimpfe wieder los. »Wie schade«, denkt die Mitarbeiterin und sehnt das Ende des Gesprächs herbei.

Recovery- und empowermentorientiert zu arbeiten, ist eine große Herausforderung für alle psychiatrisch Tätigen. Es klingt auf den ersten Blick ganz einfach und fachlich so selbstverständlich, »ressourcenorientiert« zu arbeiten, Selbstbestimmung zu fördern oder Hoffnung zu stiften – in der alltäglichen Begegnung mit den Klientinnen und Klienten ist all das manchmal verdammt schwierig. Es erfordert eine engagierte Arbeit und ein hohes Maß an Selbstreflexion, denn der Sog in Richtung Defizitorientierung und Fremdbestimmung bis hin zur Resignation auch aufseiten der Helfenden ist enorm.

Und doch: Es ist lohnenswert, diese Herausforderungen anzunehmen. Plötzlich stellt sich auch bei uns selbst ein ganz neues Gefühl in der Arbeit ein. Und eigentlich haben wir doch auch gar keine andere Wahl, denn die in diesem Buch beschriebenen hilfreichen Einflussfaktoren wie die Förderung von Selbsthilfe und Selbstbestimmung, Ressourcenaktivierung, Vermittlung von Hoffnung und partnerschaftliche Beziehungsgestaltung sind nach allem, was wir heute wissen, dringend erforderlich, um Klienten zu einem zufriedeneren Leben zu verhelfen – und das wollen wir doch erreichen.

In manchem hat sich die psychiatrische Arbeit in den letzten Jahrzehnten deutlich weiterentwickelt. Recovery und Empowerment sind heute Ausrichtungen, die eigentlich alle psychiatrischen Institutionen für sich beanspruchen und an denen sie sich zu orientieren versuchen. Vieles, was vor Jahrzehnten noch undenkbar erschien, ist heute selbstverständlich. Dieses Buch hat eine gründliche Überarbeitung erfahren, weil sich die psychiatrische Versorgung in den letzten Jahren mehr und mehr in Richtung Recoveryorientierung entwickelt hat: Peerbegleiter arbeiten zunehmend in psychiatrischen Einrichtungen mit, Zwangsmaßnahmen werden deutlich kritischer gesehen als noch vor Jahrzehnten, die mit Medikamenten verbundenen Risiken werden nicht länger totgeschwiegen, an rein medizinische Erklärungen psychischer Erkrankungen glaubt heute kein Mensch mehr. Dennoch gibt es weiterhin viele strukturelle Bedingungen, die eine empowerment- und recoveryorientierte Haltung und Arbeitsweise erschweren. Beispiele dafür sind etwa der Zwang zum Defizitblick und zur Pathologisierung, den Geldgeber ausüben, da andernfalls eine Kostenübernahme gefährdet ist, oder die zunehmende Bürokratisierung und Dokumentationspflicht, die für echte Beziehungsarbeit immer weniger Raum lässt. Auch äußere Einflussfaktoren wie der zunehmende Personalmangel erschweren eine Recoveryorientierung, denn diese braucht Zeit. Doch zugleich wird dadurch ein zunehmender Einbezug von Peers deutlich erleichtert. Ebenso erleichtern gesellschaftliche Veränderungen eine zunehmende Recoveryorientierung. Selbstbestimmung ist schon seit Langem ein hohes Gut in unserer Kultur. Dies hat sich in den letzten Jahren fortgesetzt und ermöglicht Betroffenen mehr Mitsprache bei der Behandlung und Hilfeplanung. Dazu gehören auch gesetzliche Veränderungen wie in Deutschland die Einführung des Bundesteilhabegesetzes (BTHG). Der zunehmende Abbau gesellschaftlicher Stigmatisierung erleichtert Betroffenen ihren Recoveryprozess deutlich. Doch hier lauern auch Risiken, denn es kann tatsächlich ein Zuviel an Selbstbestimmung geben, das Betroffenen sogar schaden könnte.

Dieses Buch basiert auf Arbeitsmaterialien, die ich gemeinsam mit Betroffenen und anderen Fachpersonen in den letzten rund fünfundzwanzig Jahren entwickelt habe und die in Fortbildungen, Supervisionen und Teamentwicklungen genutzt werden. In diesen Veranstaltungen habe ich immer wieder gesehen, dass viele Mitarbeiterinnen und Mitarbeiter psychiatrischer Institutionen bereit sind, ernst zu machen mit der Empowerment- und Recoveryförderung. Sie hinterfragen kritisch ihre berufliche Rolle und ihren Arbeitsalltag, erproben neue Methoden und sind offen dafür, den Betroffenen mit ihren Anregungen und mit ihrer Kritik zuzuhören.

Wer sich auf den Weg macht, sein fachliches Handeln stärker an Konzepten von Empowerment und Recovery auszurichten, wird die Erfahrung machen, dass sich die Beziehung zu Klient*innen vertieft und es mehr Miteinander gibt. Das gilt auch und vielleicht sogar gerade für jene Klientinnen und Klienten, die wie die erwähnten Frau G. und Herr H. nur schwer zu erreichen sind und selbst zunächst kein Interesse an Empowerment und Recovery zu haben scheinen. Dabei ermutigen die in diesem Buch beschriebenen Ansätze zu einer veränderten Beziehungsgestaltung und auch zu einer neuen Gelassenheit, denn vielfach brauchen wir Helfenden uns gar nicht so anzustrengen, wie wir es tun, manchmal geht es sogar eher um ein Loslassen und um ein Abgeben von Kontrolle. Wer dies in seiner psychiatrischen Tätigkeit erfährt, erreicht nicht zuletzt auch ein ganz neues Maß an eigener Arbeitszufriedenheit. Damit führt die Recoveryorientierung sogar zum Empowerment der psychiatrisch Tätigen selbst.

Andreas Knuf

Was ist »Empowerment« und was »Recovery«?

Der Begriff »Empowerment«, der sich mit »Selbstbefähigung« oder »Selbstbemächtigung« übersetzen lässt, entstammt den amerikanischen Emanzipationsbewegungen, etwa der Black-Power-Bewegung. Gesellschaftlich unterlegene Gruppen waren nicht länger bereit, die ihnen widerfahrene Diskriminierung zu akzeptieren. Sie erarbeiteten sich ein neues Selbstbewusstsein, schlossen sich zusammen und lehnten sich auf gegen die erlebte Unterdrückung. Empowerment meint also die Zurückgewinnung von Stärke und den Einfluss betroffener Menschen auf ihr eigenes Leben und ihre Emanzipation. Wie kann es einem psychiatrieerfahrenen Menschen gelingen, wieder mehr Einfluss auf sein Leben zu gewinnen, Gefühle von Machtlosigkeit zu überwinden und seine Erkrankung zu bewältigen? Zum Empowerment gehören Elemente wie Selbstbestimmung, Selbsthilfe und gesellschaftliche Teilhabe.

Während das eigentliche Empowerment nur von den Betroffenen selbst vollbracht werden kann, kommt den professionell Tätigen die Aufgabe zu, Empowermentprozesse zu fördern und durch das Beseitigen von Hindernissen überhaupt erst zu ermöglichen. Beispielsweise geht es um die wirkliche Bereitschaft, Behandlungsangebote nach den Anliegen der Nutzerinnen und Nutzer zu gestalten, Macht zu teilen oder »ungewöhnliche« Lebensweisen weitestgehend zu würdigen. Mit dieser Empowermentunterstützung beschäftigt sich das vorliegende Buch.

In den letzten Jahren wurde der Begriff »Empowerment« fast inflationär gebraucht, zumeist ohne dass der emanzipatorische Aspekt noch enthalten wäre. Es gibt heute kaum eine psychiatrische Institution, die ihn nicht in ihr Leitbild aufgenommen hätte. Leider hat sich mit der häufigeren Verwendung des Begriffs aber nicht zwangsläufig auch die psychiatrische Arbeit »empowermentorientierter« gestaltet. Um Empowerment nicht zu einer Worthülse, einem »modischen Fortschrittsetikett«, wie es Norbert Herriger einmal formuliert hat, verkommen zu lassen, muss der damit verbundene Inhalt möglichst konkret und alltagsnah vermittelt werden.

Viele der in den letzten Jahren entwickelten Formen der Empowermentförderung wenden sich in erster Linie an Betroffene, die von sich aus ein Interesse an der persönlichen Befähigung haben. Aufgabe professionell Tätiger ist es, diesen Menschen ein möglichst hohes Maß an Selbstbestimmung zu ermöglichen, sie beim Nutzen ihrer Selbsthilfemöglichkeiten zu begleiten und ihnen die von ihnen eingeforderte nutzerorientierte Behandlung anzubieten.

Aber auch einem zweiten Bereich darf sich Empowermentförderung nicht verschließen, und zwar jenen Menschen, die von sich aus zunächst nicht an vermehrter Eigenaktivität und Selbstbestimmung interessiert sind. Hier geht es darum, »empowermentermöglichend« zu arbeiten, ohne Empowerment zu verordnen. Das vorliegende Buch hat beide Betroffenengruppen vor Augen, hauptsächlich allerdings jene Menschen, die ihr eigenes Empowerment bisher kaum entfalten konnten, die sich vielleicht in einem Gefühl von Machtlosigkeit befinden und Fremdhilfe als eher passive Hilfeempfänger erwarten. Hier zeigt sich die eigentliche Herausforderung für die Empowermentförderung.

Der englischsprachige Begriff »Recovery« könnte mit »Genesung« oder »Wiedererlangung von Gesundheit« übersetzt werden, ein wirklich treffender deutschsprachiger Begriff ist noch nicht gefunden. Die ersten Vertreter des Recoveryansatzes waren Betroffene, die von professioneller Seite als »austherapiert« und »chronisch psychisch krank« bezeichnet wurden, die sich mit dieser negativen Prognose aber nicht abfanden und wider Erwarten gesundeten. Sie schlossen sich zusammen, um auf den ihrer Meinung nach demoralisierenden

Pessimismus aufmerksam zu machen, den die Psychiatrie verbreitet, und nach Bedingungen zu suchen, die darüber entscheiden, ob es einem langzeitkranken Menschen gelingt, wieder ein zufriedenes Leben zu führen.

In sehr vielen Ländern der Welt ist die Recoveryidee zu einem zentralen Anliegen reformorientierter Fachpersonen sowie von Betroffenenvertretern geworden. Im deutschsprachigen Raum haben sich Trialog- und Recoverybewegung gegenseitig befruchtet, und auch hier ist das Recoverykonzept zu einem zentralen Anliegen nutzerorientierter psychiatrischer Behandlung geworden. Dabei handelt es sich nicht um ein einheitliches Konzept, sondern eher um eine Sammlung zentraler Haltungs- und Handlungselemente für eine sozialpsychiatrische Praxis.

Im Recoveryansatz wird die Genesung in den Mittelpunkt der psychiatrischen Arbeit gerückt, wobei Genesung nicht als Symptomfreiheit verstanden wird, sondern als ein Weg hin zu einem freudvolleren und zufriedeneren Leben. Recovery stellt einen Prozess der Auseinandersetzung der Betroffenen mit sich selbst und ihrer Erkrankung dar, der dazu führt, dass die Person trotz ihrer psychischen Probleme in der Lage ist, ein hoffnungsvolles und aktives Leben zu führen. Recovery ist mehr als »nur« die Bewältigung von Symptomen, auch bedeutet es nicht unbedingt vollständige »Heilung«, denn in den meisten Fällen besteht die Erkrankung bzw. Verletzlichkeit fort, der Betroffene führt aber trotzdem ein zufriedenes Leben. Es geht also meistens darum, den negativen Einfluss einer psychischen Erkrankung zu überwinden, obwohl sie weiterhin anhält. Recovery bedeutet die Veränderung einer Person durch die Erkrankung. Nicht: »Früher war ich gesund, zwischendurch war ich krank, jetzt bin ich wieder gesund und genauso wie früher.« Sondern: »Mit mir ist etwas passiert, ich bin nicht mehr derselbe wie vor der Erkrankung.«

Während die Behandlungsziele der klassischen Psychiatrie vor allem Symptomreduktion und Krisenprophylaxe beinhalten, zielt der

Recoveryansatz verstärkt auf subjektive Variablen wie Zufriedenheit und Lebensqualität. Die Betroffenen möchten nicht nur ihre Symptome loswerden, sondern sie möchten ein zufriedenes Leben führen – wie jeder andere Mensch auch.

Einige der wichtigsten Unterschiede zwischen einer recovery- und empowermentorientierten Arbeitsweise und dem eher klassischen Ansatz psychiatrischer Arbeit finden sich in Abbildung 1.

ABBILDUNG 1

Vergleich des Recoveryansatzes mit dem Konzept der klassischen Psychiatrie

	Empowerment-/ Recoveryansatz	Klassische Psychiatrie
Ziele	Ein zufriedenes, selbstbestimmtes und erfülltes Leben; Inklusion; Gesundung	Symptomreduktion, Rückfallprophylaxe, berufliche Wiedereingliederung
Perspektive	Zufriedenes Leben ist für alle Betroffenen möglich, manchmal gelingt auch eine völlige Gesundung	Keine »falschen Hoffnungen« machen; »vita minima« muss hingenommen werden; wer keine Symptome hat, kann froh sein
Hilfen	Alle Hilfen, die das Wohlbefinden, die individuelle Bewältigung der Erkrankung und die Auseinandersetzung damit fördern; Peersupport erhält hohe Bedeutung	Klassisches psychiatrisches Angebot; Fokus auf Medikation
Hoffnung, Zuversicht	Wird als Voraussetzung und wichtiger Entwicklungsschritt für Recovery verstanden; ihre Förderung ist Auftrag für die professionelle Arbeit	Bezieht sich vor allem auf die Wirkung der Medikamente und der übrigen Behandlung
Selbsthilfe	Selbsthilfe ist zentral für den Recoveryprozess, ohne Selbsthilfe ist Recovery nicht möglich; Selbsthilfeförderung ist selbstverständliches Element jedes Behandlungsangebots	Selbsthilfe wird von professioneller Seite wenig unterstützt
Selbstbestimmung	Ist zentral, um Motivation zu fördern und dem Klienten zu helfen, seinen eigenen Werten und Lebensvorstellungen zu folgen; Wahlmöglichkeiten erleichtern den Recoveryprozess	Psychisch kranke Menschen sind nur zu bedingter Selbstbestimmung in der Lage

Wie werden Menschen wieder gesund?

Was ist Gesundheit und was Krankheit?

Ein zentrales Element des Recoveryansatzes ist, dass er die gängigen Vorstellungen von Gesundheit und Krankheit infrage stellt. Meistens gehen wir davon aus, dass es sich um Gegensätze handelt. Entweder bin ich gesund, dann kann ich nicht krank sein. Oder ich bin krank, dann kann ich nicht gesund sein. Die Weltgesundheitsorganisation (WHO) hat den Gegensatz von Gesundheit und Krankheit auf die Spitze getrieben, indem sie 1947 »Gesundheit« als »vollkommenes physisches, geistiges und soziales Wohlbefinden« definierte. Mit dieser Definition hat sie uns jedoch alle zu Kranken gemacht, denn wer kann einen solchen Zustand länger als wenige Stunden oder Tage aufrechterhalten? Mit einer solchen strengen Abgrenzung wird die Welt recht einfach und überschaubar: Es gibt die (kranken) Patienten und die (gesunden) Mitarbeiter und Angehörigen. Es gibt auch diejenigen, die es geschafft haben, zu genesen, und jene, die wohl ewig krank bleiben werden. Es gibt eben die hoffnungsvollen und die hoffnungslosen »Fälle«.

Eine solche Vorstellung von Gesundheit und Krankheit deckt sich nicht mit der Wirklichkeit und sie ist obendrein inhuman. Gerade diese dichotomisierte Wahrnehmung (gesund – krank, wertvoll – wertlos, früher – heute) wird im Recoveryansatz aufgehoben. Eine moderne Definition hilft uns weiter, um besser zu verstehen, was Gesundheit und Gesundung eigentlich bedeuten könnten. Sie stammt von »Sesam«, einem großen Schweizer Forschungsprojekt. Dort heißt es: »Gesundheit ist nicht ein Leben ohne psychische Probleme und

Krankheiten, sondern vielmehr, dass Menschen damit möglichst gut umgehen und leben können.« Es ist eben »stinknormal«, sich nicht immer gut zu fühlen, sich manchmal im Bett verstecken zu wollen, am eigenen Wert zu zweifeln, sich mit Arbeit, Einkaufen, Alkohol oder Ähnlichem zu betäuben oder manchmal antriebslos zu sein. Jeder Mensch kennt die eine oder andere psychische Krise (die zur Krankheit werden kann).

Die Überwindung der Unterscheidung von »gesund« und »krank« ist ein zentraler Schritt zum Verständnis von Recovery. Sich davon zu lösen, fällt Fachleuten, Angehörigen und Betroffenen gleichermaßen schwer. Betroffene und Angehörige müssen sich von der häufigen Idealisierung »Früher, bevor ich krank war, war alles gut und genau so soll es wieder werden« lösen und Fachleute verlieren ohne die klare Unterscheidung unter anderem schnell ihre Orientierung, denn Gesundheit versus Krankheit ist die grundlegende Unterscheidung von »professionell Tätigem« versus »Klient« und von »Hilfebedürftigem« versus »Helfendem«. Ein Beitrag in dieselbe Richtung ist die Betonung der anthropologischen, zutiefst menschlichen Aspekte psychischer Erkrankungen im Rahmen des Trialogs – als Kontrapunkt zu einer rein psychopathologischen Betrachtung.

Wir sind nie nur krank oder nur gesund!

Wie verlaufen Genesungswege?

Fachleute in den USA haben in Zusammenarbeit mit einer großen Gruppe Betroffener ein Modell erarbeitet, das beschreibt, welche Schritte für einen Gesundungsprozess speziell bei langzeitkranken psychiatrieerfahrenen Menschen erforderlich sind (Ralph 2005):

- Zunächst ist der betroffene Mensch nur in seinem Leiden gefangen. Er ist verzweifelt, fühlt sich hoffnungslos, leidet unter negativen

Gedanken, ist oft sozial isoliert und erlebt sein Leben nicht mehr als sinnhaft. Diese erste Phase wird als »Verzweiflung« bezeichnet.

- Irgendwann kann es dazu kommen, dass dieser Mensch eine Ahnung davon bekommt, wie es auch anders sein könnte. Das Leiden wird bewusster als solches wahrgenommen, und es tauchen Zweifel daran auf, ob es ewig so bleiben muss (»Erwachen«).
- Anschließend wird aus dieser vagen Vorstellung eine konkretere und sicherere Überzeugung. Erste kleine Veränderungsschritte werden unternommen. Der Betroffene nimmt wieder mehr Kontakt zu anderen Menschen auf und seine Gedanken werden positiver und von Hoffnung geprägt (»Erkenntnis, dass Gesundung möglich ist«).
- Im Weiteren wird der betroffene Mensch zunehmend aktiver, sucht nach aufbauenden sozialen Kontakten und erprobt, wie er Einfluss auf seine psychischen Schwierigkeiten nehmen kann (»Umsetzung«).
- Später festigt sich die Zuversicht immer mehr. Die Überzeugung wächst, dass Gesundung nicht nur möglich ist, sondern nach und nach auch geschehen wird. Der Betroffene versteht, dass es auf seiner Seite eines großen Engagements bedarf, um seine Genesung weiter zu fördern (»Entschiedenes Engagement für die eigene Gesundung«).
- In der letzten Phase, die »Wohlbefinden und Empowerment« heißt, haben die Betroffenen ein sehr positives Selbstgefühl. Sie können auftretende weitere Krisen akzeptieren, fühlen sich ihnen aber nicht mehr ausgeliefert. Sie empfinden ihr Leben als sinnhaft und wählen Freundinnen und Freunde aus, die ihren Interessen entsprechen.

In Diskussionen mit Betroffenen über dieses Modell habe ich immer wieder gehört, wie wichtig die Phase des Erwachens für den eigenen Gesundungsprozess ist. Manchmal wird sie als wirklicher Wendepunkt

ABBILDUNG 2

Gesundungswege (eigene Abbildung in Anlehnung an Recoverymodell von Ralph 2005)

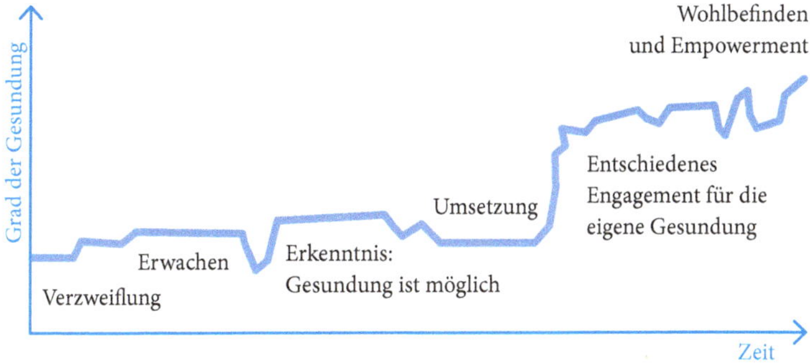

erlebt, manchmal vollzieht sie sich auch weniger wahrnehmbar. Doch wodurch dieses Erwachen gefördert und wodurch es behindert wird, darüber schweigt sich die psychiatrische Forschung bisher fast vollkommen aus.

Aus diesem Modell habe ich persönlich gelernt, dass sich ein Gesundungsweg zunächst nicht an einem veränderten Verhalten der betroffenen Person erkennen lässt. Anfangs ist eine Verhaltensänderung meistens viel zu angstauslösend und Betroffene halten lieber an gewohnten Mustern fest. Ein verändertes Verhalten zeigt sich erst *im Laufe* eines Gesundungsprozesses. Dieses Verständnis ist für Fachleute besonders wichtig, weil es hilft, die Hoffnung aufrechtzuerhalten, auch wenn von außen zunächst noch kein verändertes Verhalten zu erkennen ist.

Oft ereignen sich bei Klienten scheinbar plötzliche Wachstumsschritte, vom Umfeld wird dann nach einer zeitnahen Ursache für diese positive Veränderung gesucht. Dabei handelt es sich aber zumeist um den jetzt auch äußerlich sichtbar werdenden Ausdruck eines inneren Veränderungsprozesses, der bis dahin im Verborgenen ablief. Die Phase »Entschiedenes Engagement für die eigene Gesundung« ist die vielleicht herausforderndste Phase überhaupt. Der

Betroffene erkennt nun, dass er die Genesung nicht »umsonst« bekommt, sondern selbst einen sehr großen Beitrag dazu leisten muss. Meistens muss er seinen Alltag und seinen Lebensentwurf verändern, um die mit der Erkrankung verbundenen Einschränkungen, Verluste etc. zu bewältigen. Er ist jetzt bereit, alles in seinen Möglichkeiten Stehende zu tun, um seine Einflussmöglichkeiten auf weitere Krisen zu nutzen und um sich psychische Stabilität zu erhalten. Was andere Menschen über ihn denken und ob er Erwartungen seiner Umgebung erfüllt oder auch nicht, all das muss erst einmal zurücktreten zugunsten der inneren Ausrichtung, dass die Vertiefung der Genesung für ihn das vielleicht Wichtigste im Leben überhaupt ist.

Hilfreiche Fragen für Fallarbeit und Supervision: Fähigkeiten entdecken!

Der Empowermentansatz geht davon aus, dass zahlreiche Fähigkeiten der Betroffenen von ihnen selbst und von professionell Tätigen nur unzureichend wahrgenommen und gewürdigt werden. Diese Fähigkeiten liegen nicht selten brach oder zeigen sich nur in Ausnahmesituationen.

- Welche Fähigkeiten haben sich Betroffene durch ihr Leben mit der Erkrankung angeeignet?
- Welche Fähigkeiten müssen sie haben, ohne die ihnen die bisherigen Lebenserfolge und die Bewältigung der Erkrankung nicht gelungen wären?
- Über welche Fähigkeiten der Betroffenen war die Bezugsperson schon einmal verblüfft bzw. was war ihnen nicht zugetraut worden?
- Was können die Betroffenen, wofür sie von anderen bzw. vom professionell Tätigen bewundert werden?
- Welche Fantasien haben die professionell Tätigen über die unerwarteten Fähigkeiten der Betroffenen?

Hoffnung und Zuversicht

Besonders hervorgehoben wird von vielen Betroffenen, wie wichtig Hoffnung und die Förderung von Hoffnung für den Gesundungsprozess ist. Jemand handelt erst dann, wenn er Hoffnung auf Veränderung sieht, andernfalls wird er passiv bleiben und sich in sein Schicksal fügen (Deegan 1996). Betroffene betonen, wie hilfreich für sie Menschen ihrer Umgebung waren, die an sie geglaubt haben, die die Hoffnung nicht verloren hatten und ihnen damit eine Art »stellvertretende Hoffnung« vermitteln konnten. Fachpersonen sollten sich darüber im Klaren sein, dass ihre Hoffnung etwas zählt. Wenn sie die Hoffnung auf Veränderung bei ihren Klient*innen aufgeben, dann ist vielleicht alle Hoffnung verloren.

PROGNOSEN Wie aber sähe eine Haltung von vernünftigem Optimismus aus anstelle eines demoralisierenden Pessimismus? Sie wäre an der Realität ausgerichtet, vielleicht sogar ein kleines bisschen positiver als die Realität, eben offen für Möglichkeiten. Sie dürfte nicht unrealistisch positiv sein und würde nichts versprechen. Andernfalls entstünden eben doch »falsche« Hoffnungen, die wiederum demoralisierend wirken können, wenn sie sich als unerfüllbar erweisen. Auf keinen Fall aber sollte das Umfeld eine Position einnehmen, die negativer ist, als es die Realität nahelegt. So werden Mut und Hoffnung zerstört.

Die Geschichte der prognostischen Einschätzung psychiatrischer Erkrankungen ist leider in weiten Teilen eine Geschichte von demoralisierendem Pessimismus. Ein Beispiel ist die Einschätzung von Emil Kraepelin, die Schizophrenie führe zu einer »vorzeitigen Verblödung«, oder die bis in die Siebzigerjahre aufrechterhaltene Einschätzung, die Schizophrenie nehme meistens einen negativen Ausgang. Aber auch in der Gegenwart ist dieser Pessimismus weiterhin aktiv, etwa in der immer noch zu findenden Einschätzung, ein vertiefter Recoveryprozess, der über einen anderen Umgang mit Symptomen hinausgeht, sei bei Borderlinebetroffene eigentlich nicht möglich.

Die davon betroffenen Personen wehren sich zu Recht auch gegen individuelle negative Prognosen wie »Sie werden nie wieder arbeiten können« oder »Sie werden immer Medikamente nehmen müssen«. Prognosen basieren lediglich auf statistischen Wahrscheinlichkeiten. Dadurch lässt sich für den Einzelfall nie eine sichere Prognose abgeben. Individuelle Prognosen sind wissenschaftlich nicht haltbar! Es ist fachlich unsinnig und menschlich verwerflich, etwa einer jungen, erstmalig an einer Psychose erkrankten Schauspielerin zu sagen, sie werde nie wieder auf einer Bühne stehen können, oder einer Psychologiestudentin mit Panikattacken vorzuschlagen, ihr Studium abzubrechen, da sie mit ihrer Erkrankung nie therapeutisch werde arbeiten können. Betroffene merken sich solche Einschätzungen nur allzu gut. Immer wieder treffe ich auf Menschen, denen vor zehn oder vielleicht schon vor zwanzig Jahren eine solche Prognose gestellt wurde und die diese bis heute nicht vergessen können. Traumatisch haben sich solche Einschätzungen manchmal in das Gedächtnis eingebrannt. Die Betroffenen können dann die damaligen Worte des Behandlers teilweise noch im Wortlaut wiedergeben.

HOFFNUNG Nach meiner Erfahrung ist die Übersetzung »Hoffnung« für das englische Wort »hope« zwar korrekt, stößt aber bei vielen nicht das an, was im Recoveryansatz damit gemeint ist. Der Begriff »Hoffnung« wird sehr unterschiedlich empfunden. Für manche ist er nicht kraftvoll, sondern eben »das letzte Fünkchen Hoffnung«. Gemeint ist jedoch ein ganz starkes Zutrauen, dass es dem Betroffenen wieder bessergehen könnte. Von Milton Erickson, dem bekannten und erfolgreichen amerikanischen Psychotherapeuten, wird berichtet, dass er einen unverbrüchlichen Optimismus in die Veränderungsmöglichkeiten von Menschen gehabt habe und sich bei jedem Klienten und jeder Klientin habe vorstellen können, wie er oder sie weniger leidvoll leben könnte. Auch deshalb scheinen seine Therapien von einem beeindruckenden Erfolg gekennzeichnet gewesen zu sein.

Ein solch unverbrüchlicher Optimismus ist gemeint, wenn es im Recoveryansatz um »hope« geht. Der Begriff »Zuversicht« oder auch »Vertrauen« ist meiner Erfahrung nach besser geeignet, um dessen Inhalt zu beschreiben. Vorsicht ist jedenfalls dabei geboten, Klient*innen gegenüber den Begriff »Hoffnung« überhaupt zu verwenden, da man nicht sicher sein kann, ob dieser Begriff von ihnen tatsächlich ermutigend verstanden wird.

ZUVERSICHT Wie kann es gelingen, dass sich Fachpersonen ihre Zuversicht und ihr Vertrauen erhalten und den Klient*innen beides auch vermitteln? Es gibt verschiedene Fähigkeiten, die uns dabei helfen. Zentral sind zum Beispiel Geduld, die Würdigung kleiner Schritte und die Fähigkeit, Krisen nicht als Katastrophen zu verstehen (dann verliere ich bei einer erneuten Krise nämlich alle Hoffnung). Hoffnung zu vermitteln, ist nicht in erster Linie eine Frage der Worte. Es geht um mehr, als den Klient*innen immer wieder zu sagen: »Ich glaube, dass Sie das schaffen werden.« Das mag zwar sinnvoll sein, doch Zuversicht zu vermitteln, ist in erster Linie eine Frage der Haltung. Betroffene spüren sehr genau, ob Fachpersonen tatsächlich Hoffnung haben oder nur davon sprechen.

Zuversicht aufrechtzuerhalten, ist recht einfach bei Klientinnen und Klienten, die sichtbare Entwicklungsschritte machen. Schon schwieriger ist es bei denjenigen, die schon länger auf der Stelle treten, und besonders schwierig ist es bei Menschen, denen es zunehmend schlechter geht. Hoffnung ist ansteckend und ebenso Hoffnungslosigkeit.

Fachpersonen müssen sensibel dafür bleiben, wenn sie sich von der Hoffnungslosigkeit des Umfelds oder auch der Betroffenen selbst anstecken lassen. Teams sollten sehr achtsam registrieren, wenn sie die Zuversicht für die Arbeit mit einem Klienten verlieren. Es gibt Techniken, die hilfreich sind, um Zuversicht zurückzugewinnen. Manchmal kann beispielsweise ein Bezugspersonenwechsel sinnvoll sein, oft hilft ein kurzes Brainstorming über die Stärken der Klientin, um wieder eine zuversichtlichere Haltung zu gewinnen.

Werden genesene Betroffene danach befragt, welche Faktoren für ihren Gesundungsweg wichtig waren, so werden neben »Zuversicht« noch verschiedene andere Faktoren genannt (Amering & Schmolke 2012). Besonders viele schildern, wie wichtig die soziale Integration war, also andere Menschen, mit denen sie sich verbunden gefühlt haben. Daher ist der Recovery- und Empowermentansatz eng verzahnt mit dem Thema der Inklusion und hat sich schon seit Jahrzehnten intensiv mit dem Abbau der Stigmatisierung beschäftigt. Sozialer Ausschluss, oft durch Stigmatisierung mitbedingt, verhindert Genesungsprozesse.

Insgesamt zeigt sich in diesen Untersuchungen auch, dass der Einfluss der professionell Tätigen auf die Genesungsprozesse ihrer Klient*innen zumeist deutlich überschätzt wird. Betroffene nennen vor allem Formen einer guten innerpsychischen Verarbeitung ihrer Erkrankung und sehr alltagsnahe Einflussfaktoren, wie etwa die erwähnte gute soziale Integration. Daher werden professionell Tätige durch den Recoveryansatz auch zur Bescheidenheit ermahnt.

In den folgenden Kapiteln werden einige Aspekte, die für das persönliche Empowerment und den Genesungsprozess von Bedeutung sind, genauer beschrieben. Dazu gehört beispielsweise die Aktivierung von Ressourcen der Klient*innen, die Förderung von Eigenaktivität, ein möglichst hoher Grad an Selbstbestimmung sowie der Abbau der Selbststigmatisierung.

»Was meint der Begriff ›Hoffnung‹ wirklich?«

(siehe auch www.mindemy.de mit dem Onlinekurs »Zuversicht fördern!«).

Die zentralen Botschaften von Recovery lauten:

Gesundung ist auch bei schweren psychischen Erkrankungen möglich!

Mit Gesundung ist gemeint, dass die Erkrankung ganz abklingt oder die Betroffenen gut mit ihrer Erkrankung leben können. Gesundung ist auch nach längerer Krankheitszeit möglich.

Ohne Hoffnung geht es nicht!

Hoffnung auf eine positive Entwicklung ist ein zentraler Faktor, der darüber entscheidet, ob Gesundungsprozesse in Gang kommen. Neben der Hoffnung der Betroffenen ist auch die der Angehörigen und der Fachpersonen zentral.

Jeder Gesundungsweg ist anders!

Verschiedene Menschen brauchen unterschiedlich viel Zeit für Gesundungsschritte. Jeder Mensch muss seinen eigenen Weg finden.

Gesundung ist kein linearer Prozess!

Gesundung ist nicht systematisch und planbar, vielmehr kann es plötzliche positive Veränderungen geben, aber auch Stillstand und Rückschritte sind möglich.

Gesundung geschieht, auch wenn Symptome fortbestehen oder Krisen auftreten!

Gesundung bedeutet nicht zwangsläufig vollkommene Symptom- und Krisenfreiheit. Krisen und Symptome treten aber seltener auf und sind weniger belastend.

Krankheit und Gesundung verändern den Menschen!

Durch die Erkrankung verändern sich die Betroffenen. Gesundung bedeutet nicht, wieder genauso wie vor der Erkrankung zu sein.

Gesundung ist mit, ohne oder trotz professioneller Hilfe möglich!

Fachliche Unterstützung ist nur ein Faktor unter vielen, der Gesundung fördern kann.

Ressourcenorientiert arbeiten

Der Begriff »Ressource« oder auch die »Lösungsorientierung« ist seit geraumer Zeit in aller Munde und fehlt in keinem Leitbild psychiatrischer Einrichtungen. Viele Betroffene machen allerdings die Erfahrung, dass vielfach noch defizitorientiert gedacht und gehandelt wird, dass Betroffene auf ihre Krankheit reduziert werden und dass viel zu wenig nach dem gefragt wird, was in ihrem Leben gut gelingt und wo ihre Stärken liegen. Wer als psychiatrieerfahrener Mensch jemals den eigenen Entlassbrief nach einer stationären Behandlung gelesen hat, ist meistens entsetzt von der defizitorientierten Sichtweise und Sprache. Professionelle psychiatrische Arbeit sieht sich also mit einem Widerspruch zwischen Selbstverständnis und Wahrnehmung durch die Nutzerinnen und Nutzer konfrontiert.

Ressourcenorientiert zu arbeiten, bedeutet nicht, Defizite zu verleugnen. Klient*innen kommen nicht aufgrund ihrer Fähigkeiten zu uns, sondern aufgrund der Tatsache, dass sie mit ihren Ressourcen nicht in der Lage waren, die psychischen Schwierigkeiten allein zu lösen. Klient*innen wollen durchaus auch mit ihren Schwierigkeiten und Problemen gesehen werden. Wer ein »Ich komme morgens nicht aus dem Bett und bin dann den ganzen Tag unzufrieden« umdeutet in »Sie schaffen es, sich gut und lange zu entspannen«, der nimmt das Leid der Klientinnen und Klienten nicht ernst. Defizite sind auch in einer ressourcenorientierten Arbeitsweise Thema, aber eben nicht in erster Linie.

FÄHIGKEITEN ENTDECKEN Wer einem Menschen helfen möchte, seine Probleme zu lösen, dem bleibt gar nichts anderes übrig, als sich mit seinen Fähigkeiten zu beschäftigen. Ohne Fähigkeiten lassen sich keine Probleme lösen. Daher ist es unsinnig, dem Problem mehr Aufmerksamkeit zu schenken als den Fähigkeiten, die zur Lösung notwendig sind. Ressourcenorientiert zu arbeiten, bedeutet mithin, die Schwierigkeiten und die Fähigkeiten genauestens zu betrachten und den Klient*innen zu helfen, jene Fähigkeiten wahrzunehmen und einzusetzen, die zur Lösung des Problems hilfreich sein können.

Im psychiatrischen Alltag zeigt sich eine defizitorientierte Arbeitsweise in vielen Abläufen: Im Aufnahmegespräch einer Klinik wird der Patientin nur zur Krankheitsanamnese und Symptomatik befragt. In der Teambesprechung eines Wohnheims werden nur Bewohner besprochen, bei denen es aktuell Schwierigkeiten gibt. Das Formular einer Pflegeplanung ist so aufgebaut, dass die Ressourcen einer Patientin als letzter Punkt erhoben werden und dass kaum Platz dafür vorgesehen ist. Der Sozialhilfeträger verlangt im Rehabilitationsplan eine ausführliche Schilderung der Defizite; werden zu viele Fähigkeiten angegeben, so besteht die Gefahr, dass die Kostenübernahme abgelehnt wird.

Aber auch ressourcenorientiertes Arbeiten ist im Alltag vielfach zu erkennen: In Tagesstätten, Werkstätten oder Rehabilitationseinrichtungen werden die spezifischen Fähigkeiten der Klient*innen gezielt gefördert. Es gibt Berufsgruppen, die besonders ressourcenorientiert arbeiten, Ergo- und Arbeitstherapeuten beispielsweise. Sie sind zur Ressourcenorientierung geradezu gezwungen, da sie über Tätigkeiten in Kontakt mit den Klient*innen stehen und gemeinsam mit ihnen arbeiten, was immer ein Aktivieren von Fähigkeiten bedeutet.

Umgekehrt stehen andere Berufsgruppen in der Gefahr einer eher defizitorientierten Wahrnehmung. Dies gilt beispielsweise für Ärzte, deren Aufgabe es unter anderem ist, eine psychiatrische Diagnose zu stellen. Wer diagnostiziert, legt seine Aufmerksamkeit bewusst auf Defizite und Symptome, denn aus dem gemeinsamen Vorhandensein bestimmter Symptome ergibt sich erst die Diagnose. Untersuchungen zeigen beispielsweise, dass vor allem Ärzte und Psychologinen sogar gesunden Klient*innen psychiatrische Diagnosen geben (Lauber u. a. 2006).

Je genauer wir den Blick auf das Verhalten oder die psychischen Schwierigkeiten von Menschen richten, desto schwieriger wird es, Ressourcen und Defizite voneinander zu trennen. Letztlich gibt es überhaupt kein Defizit oder keine Ressource »an sich«, sondern das Verhalten eines Menschen wird erst in Bezug auf eine Situation zu einem Problem oder zu einer Kompetenz. Ein zwanghafter Persönlichkeitszug etwa kann bei einer Sicherheitsfirma zu den Einstellungsvoraussetzungen gehören, in der Partnerschaft aber zu massiven Problemen führen. Vieles von dem, was wir heute als Defizit bezeichnen, galt in anderen Zeiten nicht als Defizit, sondern als normal oder eventuell sogar als Stärke. Auch stellt sich die Frage, wer ein Defizit als Defizit oder eine Ressource als Ressource definiert. Ist es die Fachperson oder der Betroffene selbst oder vielleicht sein soziales Umfeld?

Viele psychiatrische Symptome erscheinen uns heute als Defizite, bei genauerem Hinsehen stellen sie sich aber als sinnvolle Bewältigungsstrategien und Überlebensmechanismen heraus, sind also sogar Ausdruck von Ressourcen. Sozialer Rückzug etwa kann vor überhandnehmenden Sinnesreizen schützen, Selbstverletzungen können unerträgliche innere Spannungszustände abbauen oder gar anstelle eines Suizidversuchs eingesetzt werden. Diese Sichtweise ist für eine ressourcenorientierte Arbeit wichtig. Es geht nämlich darum, aktuelles Verhalten und Erleben nicht nur »wegzumachen«, zu verändern, sondern zunächst auch zu würdigen und als sinnhaft zu verstehen. Das erst ist die Voraussetzung dafür, Klient*innen nicht als »Mängelwesen« zu sehen, sondern die überall durchscheinenden Selbstheilungskräfte und Selbsthilfestrategien wahrzunehmen und daraus eine ressourcenorientierte Haltung zu gewinnen. So wissen wir erst durch die umfangreiche Forschung zu Traumafolgen, dass viele Verhaltensweisen psychiatrischer Klientinnen und Klienten letztlich natürliche Folgen erlittener Traumata sind, die ihnen das Ertragen eines Traumas überhaupt erst ermöglicht haben.

Ressourcenorientierte Arbeit zeigt sich sowohl in der professionellen Haltung, in der institutionellen Atmosphäre und in den genutzten Techniken:

- Wie können wir uns eine Haltung bewahren, aus der heraus wir den Glauben an die Fähigkeiten unserer Klient*innen nie aus den Augen verlieren, auch bei langzeitkranken Menschen oder bei Personen, bei denen sich gegenwärtig keine Fortschritte zeigen?
- Wie können wir eine Atmosphäre schaffen, in der Ressourcen genutzt werden und Wachstum gelingen kann?
- Wie können wir den Klient*innen helfen, ihre eigenen Fähigkeiten und äußeren Ressourcen wieder wahrzunehmen, zu würdigen und zu nutzen?

Eine ressourcenorientierte Arbeitsweise tut Klient*innen wie Mitarbeitenden gut. Für Mitarbeitende bedeutet sie häufig mehr Freude bei der Arbeit, außerdem bildet sie eine wichtige Burn-out-Prophylaxe. Burn-out ist oft die Folge einer an Defiziten orientierten Arbeit – beispielsweise werden in Teambesprechungen häufig viele Stunden mit den aktuell schwierigen Klient*innen verbracht und manchmal noch nicht einmal wenige Minuten für gegenwärtige positive Entwicklungen. Wer über Jahre so arbeitet, der wird zunehmend entmutigt, weil er zu wenige Erfolge seiner Arbeit wahrnimmt.

*Nur wer die Fähigkeiten der Klient*innen wahrnimmt und nicht nur die Defizite, kann hilfreich sein und zur Lösungsfindung beitragen.*

Warum arbeiten wir überhaupt defizitorientiert?

Der erste Schritt einer verstärkt ressourcenorientierten Arbeit besteht darin, anzuerkennen, wie defizitorientiert im psychiatrischen Alltag

– aber natürlich längst nicht nur dort – häufig gedacht wird. Es gibt verschiedene Gründe für diesen defizitorientierten Arbeitsstil:

1. Wir müssen unsere Klient*innen für unsere Geldgeber »krankdenken«.
   Defizite sind die Eintrittskarte zu professionellen Hilfeleistungen. Ohne Defizite beim Klienten bezahlt niemand die Hilfe. Geldgeber verlangen die differenzierte Beschreibung des Hilfebedarfs und der vorhandenen Defizite. Das schärft entsprechend den professionellen Blick dafür.
2. Wir verallgemeinern ausgehend von unseren Klient*innen in akuten Krisensituationen bzw. von langzeitkranken Menschen auf alle Betroffenen.
   Getreu dem Motto »Aus den Augen, aus dem Sinn« wird unsere Einschätzung psychischer Erkrankungen verständlicherweise von jenen Menschen geprägt, mit denen wir im Alltag zu tun haben. Das sind aber oft Menschen in akuten Krisensituationen oder langzeitkranke Personen. So sinkt bei professionell Tätigen oftmals die Wahrnehmung für positive Verläufe oder für die letztlich doch gar nicht so schlechte Prognose einer psychischen Erkrankung.
3. Die Psychiatriegeschichte hat ihre Spuren hinterlassen.
   Ressourcenorientierte Arbeit ist im psychiatrischen Bereich eine sehr junge Haltung. Über Jahrhunderte hinweg wurden psychisch erkrankte Menschen nur als Defizitwesen gesehen, ihnen wurde nichts zugetraut und wenig zugebilligt. Die fälschliche Annahme von Emil Kraepelin, die Schizophrenie führe zu einem vorzeitigen Abbau des kognitiven Leistungsvermögens, ist Ausdruck hiervon und nur ein Beispiel der defizitorientierten Psychiatriegeschichte.
4. Der zunehmende Zeitmangel in der psychiatrischen Arbeit führt zu einer Problemfokussierung.
   Wenn man aus Zeitnot nicht mehr alles schaffen kann, was eigentlich ansteht, beschäftigt man sich nur noch mit den drängendsten Problemen. Zur Würdigung positiver Verläufe fehlt die Zeit, Klient*innen, die nicht groß auffallen, laufen nur noch »mit«.

5. Nicht nur die Psychiatrie ist defizitorientiert, sondern unsere ganze Gesellschaft.

Unsere Gesellschaft ist in weiten Teilen eher defizit- als ressourcenorientiert. Viele Mitarbeitende sind ebenfalls defizitorientiert sozialisiert (»Nicht geschimpft, ist genug gelobt«). In den letzten Jahren hat im Rahmen der zunehmenden Selbstoptimierung und des zunehmenden Perfektionismus der kritische Blick vor allem auf die eigene Person teilweise sogar noch zugenommen.

SELBSTREFLEXION

Welche Gründe für den Defizitblick sehen Sie bei Ihren Klient*innen, im Hilfssystem und bei sich selbst?

Diese Liste erhebt keinen Anspruch auf Vollständigkeit. Ich möchte damit lediglich zeigen, dass es viele verschiedene Gründe für den defizitorientierten Arbeitsstil psychiatrischer Institutionen gibt und dass dieser Arbeitsstil sehr tief verankert ist. Er lässt sich nicht durch neu formulierte Leitbilder ändern, sondern nur durch eine sehr ehrliche und mutige Selbstwahrnehmung professionell Tätiger und durch einen allmählichen, prozesshaften Wandel.

Selbstverständlich gibt es auch bei professionell Tätigen ganz persönliche Hindernisse für eine ressourcenorientierte Arbeit, die viel mit der eigenen Lebensgeschichte oder der aktuellen Situation zu tun haben. Beispielsweise fällt eine ressourcenorientierte Arbeit vor allem mit jenen Klient*innen schwer, die uns aus welchen Gründen auch immer unsympathisch sind. Bei Menschen, auf die wir mit einer negativen Gegenübertragung reagieren (siehe dazu Storck 2026), sehen wir eher Defizite als Fähigkeiten oder stellen eine negative Prognose. Ähnliches gilt für unsere eigenen Stimmungen: Sind wir selbst in einer negativen Stimmung, dann nehmen wir häufig auch unsere Klient*innen negativ wahr.

Solche persönlichen Hindernisse sollten uns bewusst sein. Dann wird es möglich, zu entscheiden, welches Teammitglied am besten mit welchem Klienten arbeitet. Bei Mitarbeitenden psychiatrischer Institutionen ist ein hohes Maß an Burn-out und ein Verlust der Empathiefähigkeit bekannt, die dann oft zu einer eher defizitorientierten Wahrnehmung und zu einem defizitorientierten Arbeitsstil führen. Dadurch wiederum erhöht sich das Burn-out-Risiko, da Erfolge weniger wahrgenommen und gewürdigt werden.

Was sind Ressourcen?

Es gibt eine Vielzahl menschlicher Ressourcen und zu oft sind sie uns als psychiatrisch Tätige nicht bewusst. Um uns im Alltag an Ressourcen orientieren zu können, helfen einige gezielte Fragen: Welche Ressourcen des Klienten kenne ich bereits und welche Lebensbereiche betreffen sie? Über welche Bereiche habe ich hingegen kaum Informationen? Was würde ich gerne wissen, wonach sollte ich die Klientin beim nächsten Mal fragen? Was hält sie selbst für ihre Stärken?

Sinnvoll ist zunächst die Unterscheidung zwischen äußeren und inneren Ressourcen.

ÄUSSERE RESSOURCEN Äußere Ressourcen beziehen sich entweder auf soziale Kontakte oder auf materielle Möglichkeiten. Ein Freund kann so eine Ressource sein oder eine Nachbarin, mit der man regelmäßig redet oder die bei Abwesenheit die Blumen gießt. Besonders zu erwähnen sind hier Familienmitglieder, die auch dann noch zu dem Betroffenen stehen, wenn viele andere Bekannte ihren Kontakt bereits abgebrochen haben. Und auch die fachliche Hilfe gehört zu diesen äußeren Ressourcen. Nicht zuletzt haben Haustiere einen großen Einfluss auf Genesungsprozesse. Beispiele für eher materielle Ressourcen sind finanzielle Rücklagen wie eine angemessene Rente, eine Wohnung, in der sich jemand wohlfühlt, Gegenstände, die eine besondere Bedeutung haben wie Kleidungsstücke, Erinnerungsgegenstände, ein Auto oder der Führerschein.

INNERE RESSOURCEN Innere Ressourcen sind unsere Fähigkeiten und Eigenschaften, die für uns hilfreich sein können. Beispiele sind etwa Hobbys, Interessen oder Tätigkeiten, die der Person Spaß machen. Ebenso gehören intellektuelle Fähigkeiten, Sprachkenntnisse, wichtige positive Erfahrungen und Erinnerungen dazu, außerdem Humor, ein sympathisches Auftreten oder eine gute Introspektionsfähigkeit.

All diese Fähigkeiten und äußeren Ressourcen helfen niemandem, wenn er nicht weiß, warum er sie überhaupt einsetzen soll. Warum lohnt es sich für mich, mich anzustrengen? Aus welchem Antrieb heraus werde ich überhaupt aktiv? Durch was erlebe ich mein Leben als lebenswert? Was gibt es, für das sich mein Engagement lohnt? Was ich hier »Quellen« nennen möchte, könnte auch als »Bedeutsamkeit« bezeichnet werden, wie dies von Aaron Antonovsky in seinem Salutogeneseansatz genannt wird (Antonovsky 1997). Hierunter sind Erfahrungen tiefer Freude und Verbundenheit mit sich selbst zu fassen, ebenso spirituelle Erfahrungen oder eine als sinnhaft erlebte Tätigkeit. Was ist jemandem wirklich wichtig im Leben? Für viele Menschen ist das beispielsweise der Lebenspartner oder sind es die eigenen Kinder: »Wenn ich nicht für meine Tochter da sein müsste, hätte ich mir schon längst das Leben genommen.«

Meistens wissen Fachpersonen relativ viel über externe, weniger aber über innere Ressourcen und besonders wenig über das Wozu oder über die »Quelle«. Fachleute, die aufsuchende Arbeit leisten, haben es hier deutlich leichter als etwa Mitarbeitende stationärer Einrichtungen. In der Wohnung der Betroffenen sagen Einrichtungsgegenstände, Fotos, Andenken etc. viel über die Fähigkeiten der Klientin aus. Ein Gespräch darüber ist dort viel leichter möglich als im Patientenzimmer einer psychiatrischen Klinik.

Ein ressourcenorientiertes Klima schaffen

Wer ressourcenorientiert arbeiten möchte, braucht Kriterien, um feststellen zu können, ob er oder sie auf dem richtigen Weg ist. Diese Kriterien für einen solchen Arbeitsstil sollen möglichst konkret und alltagsnah sein, denn nur so können sie in der täglichen Arbeit genutzt werden. Nicht nur professionell Tätige, sondern natürlich auch Betroffene und Angehörige stehen in der Gefahr, immer wieder einem defizitorientierten Blick zu verfallen. Alltagsnahe Kriterien helfen professionell Tätigen dabei, eine erhöhte Sensibilität dafür zu entwickeln, ob und wie ressourcenorientiert gearbeitet werden kann. Die folgenden Punkte, angelehnt an eine Aufstellung von Matthias Hermer (2001), scheinen mir hilfreich:

- Sie lachen gemeinsam mit ihrem Patienten.
- Sie wissen viel über Interessen, Stärken, soziale Netzwerke und wichtige positive Erfahrungen der Patient*innen.
- Sie wissen, worauf ihr Patient stolz ist.
- Sie wissen, was sie an ihrer Patientin bewundern bzw. wovor sie großen Respekt haben.
- Sie sprechen im Team nicht nur von schwierigen Patient*innen, sondern auch von günstigen Prognosen.
- Es gibt Gespräche, in denen kaum über Probleme gesprochen wird.
- Sie geben den Patient*innen in der Begegnung mit ihnen die Chance, von etwas mehr Ahnung zu haben als sie selbst.
- Sie fühlen sich am Ende der Therapiestunde eher gestärkt als »geschlaucht«.

Umgekehrt lassen sich natürlich auch Kriterien für einen eher defizitorientierten Arbeitsstil finden, etwa wenn Mitarbeitende kaum etwas über die Fähigkeiten ihrer Klient*innen wissen, keine Hoffnung auf positive Veränderung haben oder wenig Freude am Kontakt empfinden. Auch das Übernehmen von Aufgaben, die die Klient*innen selbst bewältigen könnten, zeigt einen defizitorientierten Arbeitsstil.

SELBSTREFLEXION

Woran erkennen Sie selbst in Ihrem Arbeitsalltag, dass sie gerade ressourcenorientiert arbeiten?

Ressourcenorientiertes Fragen

Vor allem in der systemischen und lösungsorientierten Therapie werden häufig ressourcenorientierte Fragen eingesetzt. Ziel dieser Fragen ist es, den Blick der Klient*innen für Fähigkeiten, für positive Ausnahmen und für Gelingendes im Leben zu weiten. Häufig zielen sie auch darauf ab, eine »Verstörung« zu bewirken, die dadurch erreicht wird, dass die Frage in dieser Form nicht erwartet wurde. Beispielsweise wird die Klientin gefragt: »Wann haben Sie das Problem nicht?« Sie ist möglicherweise gewöhnt daran, im Rahmen einer psychiatrischen Anamnese zu allen Einzelheiten ihres Problems befragt zu werden: »Wann ist es besonders stark?«, »Wie äußert sich die Depression ganz genau?«, »Ist es morgens schlimmer oder abends?« etc. Wenn die Klientin nun danach befragt wird, wann ihr Problem *nicht* auftritt, dann richtet sie ihre Wahrnehmung verstärkt auf die Ausnahmen und damit teilweise schon auf die Lösung. Wenn es nämlich gelingen würde, die Ausnahme auszuweiten, zur Regel werden zu lassen, dann wäre das Problem ja gelöst.

Beispiele für solche ressourcenorientierten Fragen sind folgende (angelehnt an Weiss & Haertel-Weiss 2008):

- Wann haben Sie das Problem nicht?
- Was ist der Unterschied zwischen Situationen, in denen das Problem existiert, und solchen, in denen es nicht vorkommt?
- Was müsste geschehen, damit die Ausnahmen häufiger werden?
- Woran würden Sie merken, dass es Ihnen bessergeht?
- Woran würde es Ihre Umgebung bemerken?
- Die Wunderfrage: Stellen Sie sich vor, es geschieht ein Wunder und Ihr Problem ist verschwunden. Woran bemerken Sie und Ihre Umgebung das genau?

- Was haben Sie schon alles getan, um Ihr Problem zu lösen, bevor Sie zu mir gekommen sind?
- Wie stellen Sie es an, dass Ihr Problem nicht noch größer wird?
- Wie sind Sie aus der letzten Krise wieder herausgekommen?
- Was haben Sie selbst dazu beigetragen?

Solche Fragen müssen im Alltag mit Bedacht eingesetzt werden. Sie dürfen nicht dazu dienen, den Schwierigkeiten der Klient*innen aus dem Weg zu gehen oder unangenehme Gefühle zu vermeiden. Dann können sie beispielsweise einen auf dem Recoveryweg oft notwendigen Trauerprozess behindern. Vor allem sind die Fragen immer auf die jeweiligen Patient*innen und ihre aktuelle Situation abzustimmen. Andernfalls passiert das, was oft passiert: Klientinnen und Klienten verstehen die Fragen entweder gar nicht, denn all diese Fragen setzen eine hohe kognitive Flexibilität und ein gewisses Maß an Abstand vom eigenen Problem voraus, oder sie fühlen sich mit ihren Problemen nicht hinreichend ernst genommen und finden, dass ihre Probleme bagatellisiert werden. Das wiederum kann zu einem Teufelskreis führen: Mitarbeitende wollen ressourcenorientiert arbeiten und stellen dazu passende Fragen oder betonen die Ressourcen des Klienten oder der Klientin. Diese hingegen fühlen sich mit ihrem Problem nicht gesehen und betonen ihr Problem noch mehr, um vom professionell Tätigen damit wahrgenommen zu werden. Dies wiederum bestätigt die Fachperson in ihrer Überzeugung, die Klientin sei nur defizitorientiert und brauche dringend eine ressourcenorientiertere Wahrnehmung. Und so weiter.

Neben diesen ressourcenorientierten Fragen der systemischen Therapie gibt es natürlich zahlreiche sehr leicht verständliche und alltagsnahe Fragen, die ein Gespräch über Fähigkeiten, Interessen, positive Ereignisse etc. einleiten können. Diese Fragen werden im Alltag vielfach benutzt, geraten aber in Stresssituationen immer wieder in Vergessenheit. Daher seien sie hier als Erinnerungshilfe erwähnt:

- Wann haben Sie zum letzten Mal gedacht: Jetzt wird alles wieder besser?
- Wann haben Sie sich in letzter Zeit gut gefühlt? Wann ging es Ihnen das letzte Mal nicht ganz so schlecht?
- Was können Sie besonders gut?
- Worauf sind Sie stolz?
- Welche Hobbys haben Sie? Welche Hobbys hatten Sie früher?
- Von welchem dieser Hobbys haben Sie schon mal überlegt, es wieder aufzunehmen?
- Was macht Ihnen Spaß? Was hat Ihnen früher Spaß gemacht?
- Was war Ihr schönstes Erlebnis in letzter Zeit? Was war Ihr schönstes Erlebnis in Ihrem Leben?
- Zu welcher Tageszeit geht es Ihnen am besten?
- Was würden Sie gerne mal wieder erleben? Wie war das damals für Sie, als Sie das getan haben?
- Welches war die beste Zeitspanne in Ihrem Leben?
- Was ist Ihnen in dieser Zeit alles gelungen?

Auch diese Fragen dürfen nicht routinemäßig eingesetzt werden, sondern müssen auf die jeweilige Klientin oder den jeweiligen Klienten und die aktuelle Situation abgestimmt sein. Beispielsweise verbieten sich ressourcenorientierte Fragen bei schwer depressiven Personen.

Menschen in einer schweren Depression sind aufgrund ihrer Erkrankung nicht in der Lage, positive Aspekte ihres Lebens wahrzunehmen und zu würdigen, obwohl es sie natürlich auch bei ihnen gibt. Bei dieser Klientengruppe ist es eher wichtig, das depressive Erleben mitzutragen und zunächst eine »stellvertretende Hoffnung« aufrechtzuerhalten. Wie sich diese stellvertretende Hoffnung aufrechterhalten lässt, beschreibe ich in einem weiteren Video, das sie über den folgenden QR-Code finden.

»Stellvertretende Hoffnung«

Viele Menschen haben Schwierigkeiten, von ihren Fähigkeiten zu berichten oder Lob anzunehmen. Das gilt selbstverständlich nicht nur für psychiatrische Klient*innen, sondern fast für jeden Menschen. Aufgewachsen mit dem Ausspruch »Eigenlob stinkt« fällt es uns viel leichter, von unseren Problemen zu berichten als von unseren Qualitäten und Erfolgen. Entsprechend sind Betroffene manchmal sogar beschämt, wenn von ihren Fähigkeiten gesprochen wird; sie schauen dann verlegen zu Boden und betonen schnell Defizite. Manchmal ist es möglich, über diesen menschlichen Zug zu sprechen – mit etwas »Selbstoffenbarung« durch die professionell Tätigen geht das meistens leichter.

Neben ressourcenorientierten Fragen gibt es eine ganze Reihe weiterer Techniken und Methoden, die hilfreich sind, um Ressourcen wieder wachzurufen und zu fördern. Anwendbar sind unter anderem biografische Ansätze, die versuchen, die oftmals auf die Pathologie und auf Probleme reduzierte Sicht des eigenen Lebens und der Lebensgeschichte zu korrigieren, indem andere Erfahrungen bewusster wahrgenommen werden. Als Beispiel sei hier die »Freudenbiografie« der jungianischen Psychotherapeutin Verena Kast (2013) genannt. Gezielt werden Lebenssituationen gesucht, die für den Betroffenen von Freude und Zufriedenheit geprägt waren und sind. Das können Ereignisse aus dem Erwachsenenleben, aber auch aus der Kindheit sein. Durch die Schilderung solcher Situationen wird das Gefühl der Freude aktiviert und der Klient kann positive Erfahrungen wieder mehr würdigen. Sowohl im Einzelkontakt als auch in Gruppen habe ich gute Erfahrungen damit gesammelt. Hilfreich können manchmal auch imaginative Übungen sein, in denen Klient*innen an positive Orte oder positive Situationen zurückgeführt werden. Wichtig ist es, die Auslöser von Freude in der eigenen Lebensgeschichte zu finden.

So können Situationen bewusster herbeigeführt werden, die angenehme Empfindungen hervorrufen.

»Übung: Was war schön?«

Ressourcenorientierung als Haltungsfrage

Ressourcenorientierte Arbeit ist aber nicht in erster Linie eine Frage der Technik, sondern weit mehr der Haltung. Wie können Fachpersonen betroffenen Menschen gegenüber eine Haltung einnehmen, die sich der verschütteten und aktuellen Fähigkeiten der unterstützten Person ebenso bewusst bleibt wie dem Potenzial für Wachstum und Gesundung?

Eine ressourcenorientierte Haltung mag leicht erreichbar scheinen, sie ist es aber oft nicht, wie sich vor allem in der Arbeit mit langzeitkranken Menschen zeigt. Gelingt es Fachpersonen, eine ressourcenorientierte Haltung einzunehmen, dann spüren Klient*innen das an einer bestimmten Atmosphäre innerhalb der Einrichtung bzw. in ihrem Kontakt mit den Mitarbeitenden. Eine wachstumsorientierte Atmosphäre zeichnet sich dadurch aus, dass Menschen sich dort wohlfühlen, ihr Potenzial einbringen und nicht bewertet, sondern in ihrer Würde geachtet werden. Ein Setzling kann nur wachsen, wenn er gute Bedingungen vorfindet, etwa genügend Wasser und Licht. Dasselbe gilt natürlich auch für uns Menschen, seien das nun wir Mitarbeitenden oder unsere Klient*innen. Viele psychiatrische Einrichtungen sind sehr weit von einer wachstumsorientierten Atmosphäre entfernt. So können Kliniken immer noch eher Orte der Angst sein für Menschen, die vielmehr auf Hoffnung angewiesen sind.

Wichtig ist zunächst, ein Verständnis dafür zu entwickeln, dass diese innere Haltung, mit der ich dem Klienten bzw. der Klientin begegne, Auswirkungen auf unsere Beziehung und auch auf seinen Gesundungsverlauf hat. Ressourcenorientierung zeigt sich aber nicht nur im Umgang mit den Klient*innen, sondern zuallererst in der Haltung sich selbst gegenüber und gegenüber den Kolleg*innen im Team. Eine ressourcenorientierte Haltung ist eng verwandt mit einer auf Mitgefühl und Annahme ausgerichteten Grundhaltung (Knuf & Hammer 2013). > Akzeptanz, Seiten 130 ff.

Eine ressourcenorientierte Arbeit zeigt sich auf drei Ebenen: Die Haltung *der Fachpersonen ist ressourcenorientiert. Sie setzen* Methoden *ein, um den Klient*innen dabei zu helfen, ihre Ressourcen wahrzunehmen und zu nutzen. Und sie schaffen in ihren Institutionen eine* Atmosphäre, *in der Wachstum der Betroffenen möglich wird.*

Professionell Tätige können einiges dafür tun, um sich vor einer resignativen und defizitorientierten Wahrnehmung zu schützen. Dabei finden manche Einrichtungen sehr kreative Lösungen, wie die nachfolgenden Beispiele zeigen.

BEISPIEL 1

Ein Team entscheidet, jeweils zu Beginn einer Teambesprechung etwa 15 Minuten für jene Klient*innen zu verwenden, denen es gerade gut geht oder bei denen positive Entwicklungen eingetreten sind.

BEISPIEL 2

Ein Chefarzt einer Klinik entscheidet, dass keiner seiner Mitarbeitenden nur stationär arbeiten darf, sondern alle, egal welcher Berufsgruppe, im Rahmen der Institutsambulanz einige Klientinnen und Klienten auch ambulant weiterbetreuen sollen. So wird eine ressourcenorientierte Wahrnehmung gefördert, da die

Mitarbeitenden die Klient*innen nicht nur in akuten Krisen, sondern auch in gesunden Phasen erleben.

BEISPIEL 3

In einer Tagesklinik werden alle ehemaligen Patient*innen sechs Monate nach ihrer Entlassung zu einem Gespräch eingeladen. Dort erfahren die Mitarbeitenden dann, welche Entwicklungen sich in der Zwischenzeit ergeben haben und wie die Patient*innen im Rückblick die Behandlung in der Tagesklinik beurteilen. So wird ein Defizitblick der Fachpersonen vermieden und die Einrichtung erhält ein Feedback über ihr Behandlungsangebot. Mit den Patient*innen wird schon im Entlassungsgespräch dieser Nachbesprechungstermin vereinbart, und obwohl die Klinik die ehemaligen Patient*innen nicht nochmals einlädt, erscheinen fast alle zum Nachbesprechungstermin.

Ressourcenorientierung kann nicht von Vorgesetzten oder Institutionen vorgegeben werden, sondern muss von jedem einzelnen Mitarbeitenden und in jedem Team entwickelt werden. Andernfalls kommt es zu einer Pseudohaltung; es wird dann zwar viel von Ressourcenorientierung gesprochen, sie wird aber nicht gelebt.

Selbstbestimmung fördern und ermöglichen

Selbstbestimmung ist in unserer Kultur ein sehr wichtiges und in seiner Bedeutung weiter zunehmendes Gut. Auch wenn dieser Trend bereits seit Langem zu beobachten ist, so hat er doch gerade in den letzten Jahrzehnten auch im Medizinbereich eine deutliche Stärkung erfahren. Zahlreiche Untersuchungen zeigen, dass sich viele Menschen der westlichen Welt dann aktiver verhalten, Krisen und Krankheiten besser bewältigen und sich wohler fühlen, wenn sie über zentrale Bereiche ihres Lebens selbst entscheiden können. Immer mehr Patientinnen und Patienten wollen mitbestimmen, was die Art und Weise ihrer Behandlung betrifft. Sie wollen ihrem Arzt oder ihrer Ärztinnicht länger die alleinige Entscheidung überlassen und haben oftmals auch das dazu nötige Vertrauen verloren. Das gilt offenbar auch für immer mehr psychiatrieerfahrene Menschen.

Lange Zeit wurde psychiatrischen Klient*innen wie wohl kaum einer anderen gesellschaftlichen Gruppe das Recht auf Selbstbestimmung abgesprochen. Begründet wurde dies damit, dass sie aufgrund ihrer Erkrankung nicht zu einer selbstbestimmten Entscheidung in der Lage seien. Eine Behandlungsverweigerung wurde (und wird auch heute noch) zu oft als Anzeichen für eine sogenannte Krankheitsuneinsichtigkeit (mangelnde Compliance) und eine fehlende Entscheidungsfähigkeit interpretiert. Doch auch hier vollzieht sich ein Wandel: Die Psychiatrie stellt sich, wenn auch langsam, dem zunehmenden Selbstbestimmungsbedürfnis seiner Nutzerinnen und Nutzer.

In diesem Kapitel soll es um die Voraussetzungen zur Selbstbestimmung gehen, ebenso wie um einen nutzerorientierten Umgang mit dem Selbstbestimmungsrecht psychiatrischer Klienten. Selbstverständlich gibt es Grenzen der Selbstbestimmung, wie sie nicht nur psychiatrischen Klient*innen, sondern allen Menschen auferlegt sind, dennoch werden vielen Psychiatrieerfahrenen bis heute sogar Selbstverständlichkeiten abgesprochen. > Pharmaka, Seiten 68 ff, 75 f.

Selbstbestimmung ist ein Recht, aber keine Pflicht

So unterschiedlich Menschen sind, so verschieden ist auch der Grad an Mitbestimmung oder Selbstbestimmung, den sie sich wünschen. Längst nicht alle Patient*innen wünschen sich eine stärkere Selbstbestimmung oder fordern diese gar ein. Es zeigt sich beispielsweise, dass viele ältere Menschen ein deutlich geringeres Bedürfnis nach Selbstbestimmung haben als die jüngeren Generationen. Das gilt ebenso für viele Menschen aus anderen Kulturen. Daran zeigt sich, dass der starke Wunsch nach Selbstbestimmung sowohl ein kulturhistorisch geprägtes als auch ein eher »westliches« Bedürfnis darstellt. Wie stark der Wunsch nach Selbstbestimmung ist, hängt auch davon ab, welche Erfahrungen Betroffene bisher mit dem professionellen Hilfesystem gemacht haben. So wünschen sich etwa bei der Medikation vor allem jene Menschen einen hohen Grad an Selbstbestimmung, die bereits schlechte Erfahrungen mit Medikamenten gemacht haben oder Gewalt und Zwang im Zusammenhang mit der Medikamentengabe erlebt haben (Hamann & Kissling 2005).

Die meisten Klientinnen und Klientennehmen für sich ein gewisses Maß an Selbstbestimmung in Anspruch. Dieses auch gesetzlich abgesicherte Recht darf ihnen nicht verwehrt werden, nicht nur in krisenfreien Zeiten, sondern auch während ihrer Krankheitsphasen nicht. Für die Arbeit mit dieser Klientengruppe sind verschiedene Materialien und Verhaltensstandards entwickelt worden, etwa schriftliche Absprachemöglichkeiten. > Willensbekundung, Seiten 61f.

Schwieriger wird es mit der Empowermentförderung bei jenen, die zuerst einmal keinen oder kaum einen Wunsch nach

Selbstbestimmung zeigen. Worin besteht dann die Förderung? Professionell Tätige haben zunächst keine Legitimität, Selbstbestimmung zu fordern, wenn dies nicht von Klient*innen gewünscht wird. Aus dem Recht zur Selbstbestimmung darf keine Pflicht werden! In unserer Gesellschaft ist niemand zur Selbstbestimmung verpflichtet, auch Psychiatrieerfahrene Personen nicht. Und doch gibt es viele, die ihr Recht auf Selbstbestimmung nutzen würden, wenn bestimmte Hindernisse aus dem Weg geräumt wären. Sie haben beispielsweise Angst vor ihren eigenen Entscheidungen und den Konsequenzen oder es fehlt ihnen das Vertrauen, dass ihre Entscheidung wirklich akzeptiert würde. Bei dieser Klientengruppe geht es darum, »ermöglichend« zu arbeiten. Ein Beispiel:

BEISPIEL

> Herr Zeh lebt seit zwanzig Jahren in einem Wohnheim. Er beteiligt sich gerne am abendlichen Kochen, bringt aber nie eigene Vorschläge für Lieblingsspeisen ein. Die Mitarbeitenden fragen ihn immer wieder nach seinen Wünschen und zeigen ihm ein Kochbuch, aus dem er auswählen könnte. Herr Zeh lehnt dies allerdings ab, und so entscheiden weiterhin die Mitarbeiter*innen, was gekocht wird, bitten Herrn Zeh jedoch immer um seine Zustimmung. Nach mehreren Jahren stimmt er eines Tages dem Essensvorschlag nicht zu, sondern schlägt ein anderes Gericht vor. Auch in anderen Bereichen gestaltet Herr Zeh plötzlich sein Leben zunehmend selbstbestimmter. Etwas hat sich in ihm verändert.

Das Bedürfnis nach Selbstbestimmung hängt sehr von der jeweiligen Situation ab, in der sich eine Person befindet. In einer Studie aus Berlin (Terzioglu 2005) wurde das Verhalten von niedergelassenen Ärztinnen und Ärzten untersucht, die von psychotisch erkrankten Betroffenen als »nutzerorientiert« eingeschätzt wurden. Diese Ärzte räumten ihren Klient*innen nicht das »absolute« Selbstbestimmungsrecht ein. Sie hatten vielmehr ein sehr feines Gespür dafür, wie lange ihre Klient*innen selbst entscheiden konnten, und achteten dann auch deren Entscheidungen. Sie waren allerdings ebenso sensibel dafür, wann ihre Klient*innen in ihrer Entscheidungsfähigkeit eingeschränkt waren, und übernahmen dann stellvertretend Verantwortung, stets aber nur so lange, solange es unbedingt nötig war. Die Kunst besteht also in der richtigen Balance zwischen Selbstbestimmung und Fürsorge.

Fachleute sollten es sich nicht zu einfach machen und von einer paternalistischen Beziehungsgestaltung (»Ich sage dir, was du machen sollst«) zu einer vermeintlich empowermentorientierten Haltung übergehen (»Mach, was du willst«). Diese Haltung ist eben nur vermeintlich empowermentorientiert, letztlich wird der Betroffene aber alleingelassen. Eine Balancierung ist weit schwieriger, denn professionell Tätige müssen ihren Verhaltensstil ständig daraufhin überprüfen, ob er in der gegenwärtigen Situation angemessen ist, welchen Grad an Selbstbestimmung aktuell gewünscht wird und ab wann eine Verantwortungsübernahme notwendig ist.

Selbstbestimmung will gelernt sein

Wer bisher in seinem Leben wenig selbst entscheiden durfte, hat unter Umständen die Fähigkeit zur Selbstbestimmung gar nicht erst erworben. Oder wer lange nicht mehr selbst entscheiden durfte, hat diese Fähigkeit inzwischen vielleicht verloren. Auch Selbstbestimmung will gelernt sein. Die Fähigkeit dazu erwerben wir durch zahlreiche Lernerfahrungen, durch Versuch und Irrtum, durch Scheitern und Erfolg. Wer diese Lernmöglichkeit nicht oder zu selten hatte, der fühlt sich möglicherweise auch bei kleinsten Entscheidungen vollkommen überfordert, hat Angst vor eigenen Entscheidungen oder hat ein nur geringes Gespür dafür, wie er sich zu seinem eigenen Wohl verhalten sollte. Werden diesem Menschen Selbstbestimmungsmöglichkeiten angeboten, dann wird er diese nicht zwangsläufig freudig ergreifen, sondern er wird sich womöglich überfordert fühlen und von Menschen seiner Umgebung erwarten, dass sie weiter für ihn die Fäden ziehen. Daher ist es nicht immer empowermentorientiert, eine Klientin auf ihr Recht zur Selbstbestimmung zu verweisen. Eine Förderung von Empowerment besteht manchmal vielmehr darin, zunächst die Selbstbestimmungs*fähigkeit* zu unterstützen. Wenn wir das nicht tun, denken wir Empowerment vom Stärksten und nicht vom Schwächsten her.

Fachleute, die ihren Klient*innen über Jahre zunehmend mehr Mitbestimmungsmöglichkeiten eröffnet haben, sind häufig enttäuscht darüber, dass sie diese Möglichkeiten so wenig nutzen: »Jetzt dürfen sie selbst entscheiden, aber sie wollen gar nicht.« Diese Enttäuschung kann sogar in Ärger oder in einen Defizitblick umschlagen: »Wir wussten ja immer schon, dass unsere Klienten zu krank dazu sind.«

*Auch Selbstbestimmung will gelernt sein. Die Fähigkeit zur Selbstbestimmung erwerben Menschen vor allem durch Lernerfahrungen. Dazu ist es erforderlich, dass professionell Tätige ihren Klient*innen das Recht auf Irrtum und Risiko zugestehen.*

Gerade die Psychiatrie hat oft große Mühe damit, ihren Klienten dieses Recht auf Irrtum einzuräumen. Psychiatrische Institutionen haben ja gerade den Auftrag, den Irrtum, also das Nicht-Rationale, zu behandeln und zu verhindern. Wie soll es ihnen da leichtfallen, das Recht auf Irrtum und Risiko zuzulassen, ja, diesem im Sinne einer Förderung von Eigenständigkeit und Selbstverantwortung sogar positiv gegenüberzustehen? Betroffene beklagen das entsprechend oft. »Ich wurde in Watte gepackt, man hat mir nur Dinge erlaubt, die garantiert geklappt haben«, berichtet ein ehemaliger Bewohner eines Wohnheims. Oftmals fühlen sich Fachpersonen auch verantwortlich für das Gelingen oder Misslingen eines Hilfeangebots. Manchmal werden sie sogar von Kolleg*innen dafür verantwortlich gemacht.

BEISPIEL 1

> Eine Mitarbeiterin einer Kontakt- und Beratungsstelle berichtet, dass es in ihrem Team bei einer gesundheitlichen Verschlechterung eines Klienten immer wieder Kommentare gäbe wie: »Was hast du denn mit Frau Müller gemacht, der geht's ja so schlecht in letzter Zeit.«

BEISPIEL 2

> Ein Mitarbeiter eines Sozialpsychiatrischen Dienstes berichtet, eine ehemalige Klientin habe einen Arbeitsversuch unternehmen wollen, den andere Kollegen von vornherein für aussichtslos gehalten hätten, er aber habe die Entscheidung der Klientin mitgetragen. Der Arbeitsversuch sei mit einem sehr problematischen Ende gescheitert. Einige Monate später habe sich die Klientin suizidiert. Seit dieser Zeit könne er etwas fragwürdige Entscheidungen seiner Klienten und Klientinnen kaum noch mittragen und versuche immer, »auf die sichere Seite« zu kommen.

Mit der Freiheit zu Versuch und Irrtum ist eng verbunden, dass Klient*innen auch die Konsequenzen ihrer Entscheidungen und Handlungen erfahren müssen (bzw. dürfen), um zukünftig Entscheidungen besser abwägen zu können. Wer vor den Konsequenzen seiner Handlungen geschützt wird, wird an einer Form der Eigenständigkeit gehindert. Hier ist meistens ein Abwägen erforderlich, denn selbstverständlich werden Fachleute bemüht sein, ihre Klient*innen vor schwerwiegenden negativen Folgen einer Entscheidung zu schützen. Das muss aber auf Ausnahmen beschränkt bleiben, denn wenn ein Mensch die negativen Konsequenzen seiner Handlungen nicht mehr spürt, wird er diese Verhaltensweisen natürlich in Zukunft fortsetzen und ist damit an einer Lernmöglichkeit gehindert worden.

Wichtig ist es zudem, Entscheidungen von Klientinnen und Klienten mitzutragen, auch wenn die unterstützende Fachperson sie nicht für optimal hält oder ihr Scheitern befürchtet. Das kann, zugegeben, sehr schwierig sein. Mitarbeiter müssen dabei über »ihren eigenen Schatten springen« können. Wer nur recht behalten will, gerät schnell in eine Haltung von: »Soll er's doch machen, wie er will, er wird schon sehen, was er davon hat.« Wenn Hilfe verweigert wird, erhöht sich aber das Risiko des Scheiterns. Bekäme der Klient sie, wäre er vielleicht erfolgreich. Ich meine damit nicht, dass Mitarbeitende alle Entscheidungen ihrer Klient*innen mittragen müssen. Vielmehr können sie durchaus ihre eigene Position deutlich machen, dürfen vor Risiken warnen, sollten aber auch von ihrer eigenen Position abrücken können und einmal getroffene Entscheidungen ihrer Klient*innen, wann immer möglich, akzeptieren und mittragen.

BEISPIEL

Herr Har hat aufgrund einer psychotischen Erkrankung sein Lehramtsstudium unterbrechen müssen. Nach Abklingen der Krise hat er insgesamt drei Anläufe unternommen, um wieder ins Studium einzusteigen, ist aber jedes Mal erneut psychotisch geworden. Jetzt bleibt ihm noch ein letzter Versuch, bevor er exmatrikuliert wird. Da der letzten Krise eine lange postpsychotische Depression folgte, vertritt seine Psychotherapeutin den Standpunkt, er sollte nicht noch einen weiteren Versuch unternehmen, sondern sich um die von ihm ebenfalls erwogene Erzieherausbildung bemühen. Herr Har möchte aber den letzten Versuch noch wagen. Die Psychotherapeutin akzeptiert die klare Entscheidung ihres Klienten und bietet für den erneuten Versuch eine intensivere psychotherapeutische Unterstützung an. Leider endet auch dieser Versuch in einer schweren Psychose. Nach Abklingen der Psychose nimmt Herr Har die Psychotherapie wieder auf. Er bedankt sich bei seiner Therapeutin für die Unterstützung und entschließt sich, mit ihr über die Ausbildung zum Erzieher zu sprechen.

Das Recht auf Versuch und Irrtum, das Mittragen von Klientenentscheidungen und das Recht, Konsequenzen der eigenen Entscheidungen zu spüren, sind sehr wichtig für die Förderung der Selbstbestimmungsfähigkeit. Daneben gibt es noch eine ganze Reihe weiterer Möglichkeiten, unter anderem:

Impulse für Entscheidungen wahrnehmen und diese unterstützen: Anfänglich kann es oft um sehr kleine Entscheidungen gehen. Die professionelle Aufgabe ist, diese wahrzunehmen und die entsprechenden Entscheidungen zu ermöglichen. Beispielsweise entschied sich eine Frau im Betreuten Wohnen, das einzige Bild in ihrem Zimmer von der einen Wand an die andere zu hängen. Die Mitarbeitenden griffen diesen Wunsch zunächst nicht auf, sondern versuchten die Bewohnerin davon zu überzeugen, doch ein weiteres Bild aufzuhängen.

Hinreichende Entscheidungsspielräume öffnen: Wenn die Entscheidungsspielräume zu klein oder für den Betroffenen unbedeutend sind, werden sie oft nicht genutzt. Selbstbestimmung bedeutet nicht, zwischen zwei Möglichkeiten wählen zu können, wenn ich möglicherweise etwas Drittes möchte.

Lerngeschichte des Verlusts der Entscheidungsfähigkeit aufarbeiten: Für Klient*innen, die daran interessiert sind, ist es hilfreich, die Lerngeschichte des Verlusts der Entscheidungsfähigkeit aufzuarbeiten: »Wie kommt es eigentlich, dass ich es mir gar nicht zutraue, selbst zu entscheiden?« Die Aufdeckung der lebensgeschichtlichen Zusammenhänge fördert das Verständnis des Betroffenen für sich selbst und sein Verhalten.

Selbstbestimmungsfähigkeit wird behindert, wenn Klient*innen zur Entscheidung gedrängt werden (»Jetzt sag endlich, was du möchtest«) oder Entscheidungen treffen sollen, die sie momentan überfordern. Das wird dann oft mit Regression oder Rückzug beantwortet.

Umgang mit Klientenentscheidungen

Professionell Tätige sind verpflichtet, die Entscheidungen ihrer Klient*innen zu akzeptieren und diese sogar zu unterstützen, soweit sie den Zielen der Betroffenen nicht entgegenstehen. Sie sind der »Anwalt« der Entscheidung und unterstützen die Klient*innen dabei, ihre eigene Entscheidung zu treffen. Nur in sehr eng umgrenzten Ausnahmefällen haben sie das Recht, die Entscheidung des Klienten zu verletzen, oder sind sogar gesetzlich dazu verpflichtet. Dies gilt beispielsweise bei Fremdgefährdung oder wenn sich eine Klientin etwa durch sein Verhalten längerfristig massiv schädigen würde. Helfende haben bei kontroversen Themen drei Optionen: übereinstimmen, respektieren oder intervenieren.

ÜBEREINSTIMMUNG In den meisten Fällen gibt es einen Konsens zwischen der Entscheidung der Klient*innen und der Position der professionell Tätigen. Beide stimmen nach Abwägung aller Bedingungen in ihrer Einschätzung der Situation und des angemessenen Umgangs damit überein. Beispielsweise sind sich die behandelnde Ärztin und ihr Patient darüber einig, dass momentan ein Schlafmittel hilfreich wäre, damit der Patient wieder besser schlafen kann und damit möglicherweise eine psychotische Krise vermieden wird.

RESPEKT Es gibt jedoch auch Fälle, in denen sich Behandelnde und Klient*innen uneinig sind, die Klient*innen sich aber nicht selbst- oder fremdgefährdend verhalten. Etwa hält eine Klientin, die im Rahmen des betreuten Einzelwohnens unterstützt wird, in ihrer Wohnung eine Ratte als Haustier. Ihre Betreuerin befürchtet zwar längerfristig eine Gefährdung des Mietverhältnisses, dies ist aber gegenwärtig nicht der Fall. Daher respektiert die Betreuerin das Verhalten ihrer Klientin.

INTERVENTION Nun kann sich ein Klient allerdings auch so verhalten, dass der professionell Tätige sich gezwungen sieht, einzugreifen und das Verhalten zu unterbinden. Dies ist etwa bei vorliegender Selbst- oder Fremdgefährdung der Fall. Wenn der Patient der Ärztin gegenüber erklärt, er wolle nicht länger leben und werde jetzt seinen geplanten Suizid umsetzen, dann ist die Ärztin gesetzlich verpflichtet, alles zu tun, um dies zu unterbinden, etwa indem sie eine Zwangseinweisung veranlasst.

Der Streit zwischen den Betroffenen bzw. ihren Interessenvertretungsorganisationen auf der einen Seite und den Fachpersonen und oftmals auch den Angehörigen auf der anderen Seite betrifft in erster Linie die Frage, welche Verhaltensweisen noch respektiert werden müssen und ab wann interveniert werden soll. Recovery- und empowermentorientierte Fachleute sind darum bemüht, möglichst viel zu respektieren und erst möglichst spät zu intervenieren. Doch auch bei dieser Richtlinie ergeben sich im Alltag immer wieder heikle Situationen, auf die auch kein Lehrbuch eine klare Antwort zu geben weiß: Wie lange sollen es die Mitarbeitenden eines Wohnheims hinnehmen, dass ein Bewohner sich nicht waschen möchte? Bis er so stinkt, dass sich alle Mitarbeitenden und Bewohner*innen weigern, das Zimmer des Bewohners zu betreten, oder die Verkäuferin aus dem Zigarettenkiosk anruft, dass sie Herrn Müller nicht mehr in ihrem Laden sehen möchte? Wie lange kann das Messie-Verhalten eines Klienten hingenommen werden? Bis sich der erste Nachbar beschwert oder bis die Vermieterin mit der Kündigungsklage droht?

Selbstverständlich gibt es bestimmte rechtliche Vorgaben und Verpflichtungen, denen Fachpersonen unterworfen sind, beispielsweise im Rahmen des Betreuungsrechts. Der Entscheidungsspielraum ist im Alltag aber groß und wird individuell sehr unterschiedlich gehandhabt. So zeigen Untersuchungen, dass die Begründung einer Selbst- oder Fremdgefährdung, mit der dann eine Zwangseinweisung legitimiert wird, in vielen Fällen nicht berechtigt war. In einem solchen Fall wird eindeutig das Selbstbestimmungsrecht der Betroffenen missachtet und die rechtlichen Rahmenbedingungen werden missbraucht. > Rechtslage, Seiten 60f., 117

Ein wichtiger Standard für den Umgang mit dem Selbstbestimmungsrecht lautet: »Wir unterstützen Klienten dabei, eine eigene Entscheidung zu treffen, und versuchen nicht, sie zu beeinflussen.« Im Alltag zeigt sich jedoch, dass oft sehr wohl versucht wird, Einfluss auf die Entscheidungen zu nehmen. Es gibt viele Formen der Beeinflussung durch professionell Tätige, die alle den Zweck haben, eine vom Mitarbeiter für sinnvoll erachtete Entscheidung herbeizuführen. Einige dieser Beeinflussungsversuche sind offen als solche ersichtlich, andere sind subtiler und nur schwer zu erkennen. Hier einige Beispiele:

Bestimmte Informationen werden zurückgehalten: Informationen über Nebenwirkungen von Medikamenten oder über Behandlungsalternativen werden zurückgehalten, um Klient*innen zum Einnehmen der Medikamente zu bewegen. Oder einem Patienten, der freiwillig in die Klinik gekommen ist, wird suggeriert, er dürfe die Klinik nicht ohne Zustimmung der Behandelnden verlassen.

Überreden: Obwohl der Klient oder die Klientin eine Entscheidung getroffen hat, akzeptiert die Fachperson diese nicht und versucht, die betroffene Person umzustimmen.

Beeinflussung auf der Beziehungsebene: Im Extremfall wird mit Beziehungsabbruch gedroht: »Wenn Sie die Medikamente absetzen, brauchen Sie nicht mehr zu mir zu kommen.« Es kann aber auch subtiler vermittelt werden, dass die Mitarbeiterin den Klienten nicht mehr so »mag«, wenn dieser eine bestimmte Entscheidung trifft, etwa indem sie sich dem Klienten dann nicht mehr so zugewandt widmet.

SELBSTREFLEXION

Wann und wodurch haben Sie das letzte Mal einen Klienten gezielt zu beeinflussen versucht? War Ihnen das in der Situation bewusst?

Nicht jede Form von Beeinflussung behindert Empowermentprozesse. Dazu existieren zu viele Situationen, in denen Betroffene nachträglich sehr froh darüber sind, dass ihre Behandler ihr Recht auf

Selbstbestimmung nicht akzeptiert haben und stattdessen versuchten, sie zu bestimmten Entscheidungen zu bewegen.

BEISPIEL 1

Einem langjährigen Heimbewohner, für den das Leben in einer Familie früher eine große Bedeutung hatte, wurde angeboten, im Rahmen der psychiatrischen Familienpflege in eine Gastfamilie zu ziehen. Beim ersten Informationsgespräch reagierte er mit Ablehnung und Angst. Der Mitarbeiter der Familienpflege besuchte den Klienten jedoch ein weiteres Mal im Heim und bot ihm ein zweiwöchiges Probewohnen in der Gastfamilie an, dem der Bewohner nur widerstrebend zustimmte. Während des Probewohnens in der Gastfamilie gefiel es ihm dort jedoch so gut, dass er gleich in der Gastfamilie bleiben wollte und sich sogar weigerte, seine Sachen aus dem Heim abzuholen.

BEISPIEL 2

Ein ambulant behandelnder Arzt versucht seinen akut manischen Patienten davon zu überzeugen, freiwillig in die Klinik zu gehen. Er befürchtet, dass andernfalls bald eine Zwangseinweisung erfolgen wird. Auch nach einem langen Gespräch lehnt der Betroffene dies ab. Schließlich sagt der Arzt: »Ich werde heute nicht eher nach Hause gehen, bevor ich Sie nicht in die Klinik gebracht habe. Bei allem anderen würde ich mir später vorwerfen, Ihnen nicht geholfen zu haben.« Nach einiger Zeit willigt der Patient schließlich ein. Nach der stationären Behandlung bedankt er sich beim Arzt für dessen Unnachgiebigkeit.

Im Alltag werden Formen der Beeinflussung meistens unreflektiert eingesetzt, das heißt, Mitarbeitende wenden sie an, ohne sich vorher nach Abwägung der Umstände bewusst dafür entschieden zu haben. Damit ist die Gefahr verbunden, dass sie nicht zum Wohle der Betroffenen, sondern aus anderen Gründen genutzt werden. Beispielsweise versuchen Mitarbeitende ihre Klient*innen zu beeinflussen, um sich selbst Ärger zu ersparen, den Arbeitsalltag angenehmer zu gestalten oder Ähnliches. Die Mitarbeiterin einer Tagesklinik erzählt: »Ich weiß genau, was ich machen muss, damit der Mittwochsausflug nicht schon wieder ins nahe gelegene Café geht, sondern ein längerer Spaziergang unternommen wird.« Ein anderer Grund für subtile Beeinflussungen ist häufig, dass Mitarbeitende verschiedensten Interessen ausgesetzt sind. Dadurch stehen sie in der Gefahr, sich nicht nutzerorientiert zu verhalten, sondern angehörigenorientiert, vorgesetztenorientiert, krankenkassenorientiert und so weiter. Dieses Verhalten ist menschlich sehr verständlich, im Interesse der Klient*innen sollte es aber trotzdem unterlassen werden.

Beeinflussungsversuche sollten also nur bewusst und reflektiert erfolgen, sonst besteht die Gefahr, dass andere Interessen als die der Betroffenen vertreten werden. Als Fachperson muss ich mir die Frage beantworten können: »Welche Begründung habe ich für die Verletzung des Selbstbestimmungsrechts meines Klienten? Ist diese Begründung hinreichend?« Wann immer möglich, sollten Vorabsprachen erfolgen, das heißt, Klient*innen und Bezugspersonen sollten in krisenfreien Zeiten darüber sprechen, wie im Falle schwieriger Situationen verfahren wird. > Absprachen, Seiten 61f.

*Wenn wir das Selbstbestimmungsrecht von Klient*innen verletzen, brauchen wir eine verdammt gute Begründung dafür. Wir müssen vorher ehrlich reflektieren, ob wir diese Begründung tatsächlich haben.*

Ambivalente Entscheidungen

Wir Menschen empfinden oft ambivalent, dann wissen wir nicht, wie wir uns entscheiden sollen. Es spricht vieles für die eine Möglichkeit, aber auch die Alternative erscheint uns attraktiv. Oder beide

Möglichkeiten enthalten sehr unangenehme Aspekte. Das trifft natürlich besonders auf schwierige Entscheidungen zu, mit denen Klientinnen und Klienten oft konfrontiert sind: Soll ich die Medikamente weiterhin einnehmen oder sie doch lieber absetzen? Soll ich eine Rente beantragen oder mein Studium fortsetzen? Soll ich in die Klinik gehen oder versuchen, meine Psychose doch irgendwie daheim in den Griff zu bekommen? All diese Fragen sind meistens nicht leicht zu beantworten.

Häufig sind Fachleute geneigt, anzunehmen, dass sie besser als ihre Klient*innen wissen, was für diese gut ist. Die Fachperson versucht dann, den Klienten oder die Klientin von dem für sinnvoll gehaltenen Weg zu überzeugen. In der Regel geschieht das, indem die beratende Person Argumente für ihre Position sucht und im Gespräch bemüht ist, den Klienten zu überzeugen. Dieses alltägliche Verhalten ist nur in den seltensten Fällen für den Betroffenen hilfreich. Meistens führt es vielmehr dazu, dass sich das Gegenüber entweder anpasst (»Gut, ich mach, was meine Bezugsperson vorschlägt«) oder in die Opposition geht (»Was die will, mach ich noch lange nicht«). Es fördert also entweder Widerstand oder Hörigkeit, aber nicht Empowerment und Recovery. Ein innerer Ambivalenzkonflikt wird dann von einer Beziehungsdynamik zwischen Klient*in und Bezugsperson überlagert, und dadurch wird es den Klient*innen erschwert, sich eine eigene Meinung zu bilden.

Statt einer einseitigen Positionierung der professionell Tätigen sind ganz andere Verhaltensweisen hilfreich, um eine eigenständige Entscheidung von Klient*innen zu fördern. Dazu gehört es zunächst, anzuerkennen, wie schwierig die Entscheidung möglicherweise ist. Wichtig ist Offenheit für die verschiedenen Möglichkeiten. Wenn Mitarbeitende diese Offenheit nicht haben, wird es erschwert, das Gegenüber bei der Meinungsbildung wirklich zu unterstützen. Alle Möglichkeiten müssen genau betrachtet werden, dazu ist das Sammeln der Vor- und Nachteile der verschiedenen Optionen notwendig.

Schwierige Entscheidungen benötigen viel Zeit, diese Zeit muss Klientinnen und Klienten zugestanden werden. Manchmal drehen sich die Gespräche in Zeiten solcher Entscheidungsfindungen im Kreis, als müsse immer und immer wieder über dasselbe gesprochen werden. Dies dann als Teil des Entscheidungsprozesses zu verstehen, entlastet Mitarbeitende und macht es ihnen leichter, nicht ungeduldig zu werden. Manchmal ist das Ausprobieren der Entscheidungsmöglichkeiten nötig, dazu gehört dann auch das Recht, einen einmal getroffenen Entschluss wieder rückgängig zu machen.

MOTIVATION Von professioneller Seite wurden Konzepte wie die Motivierende Gesprächsführung oder die Adherence-Förderung entwickelt, die auch Ambivalenzen der Klient*innen aufgreifen und den Prozess der Entscheidungsfindung betonen (siehe Kremer & Schulz 2020).

Wichtige Entscheidungen sind immer eine hoch emotionale Angelegenheit. Daher ist es wichtig, sich mit den Gefühlen zu beschäftigen, die mit den verschiedenen Optionen verbunden sind. Entscheidungen treffen wir Menschen in der Regel nicht in erster Linie aufgrund von Kognitionen, sondern sie sind auch emotional geprägt. Welche Gefühle sind mit der Vorstellung verbunden, einen Rentenantrag zu stellen? Welche Empfindungen habe ich, wenn ich mir vorstelle, ich zöge aus der WG aus in das Betreute Einzelwohnen? Bei nicht wenigen Klientinnen und Klienten ist ein Phänomen zu beobachten, dass als »Alienation« bezeichnet wird (Sachse u. a. 2018). Dabei ist zu beobachten, dass die betroffene Person bezüglich der eigenen Bedürfnisse ein Fremdheitserleben hat, daher Alienation. Eigene Bedürfnisse werden gar nicht wahrgenommen, und zwar mit der Folge, dass die Person sich an den Bedürfnissen oder Empfehlungen anderer ausrichtet, was aber nicht zu einer wirklichen Zufriedenheit führt. Um Menschen zu helfen, selbstbestimmte Entscheidungen zu treffen, ist es daher oft wichtig, eine Unterstützung zu bieten, um die eigenen Gefühle und Bedürfnisse besser wahrnehmen zu lernen (Knuf 2022).

Hilfreiche Fragen für Fallarbeit und Supervision: Wer will was?

Es ist nicht leicht, fremde Lebensentwürfe zu akzeptieren, vor allem dann, wenn sie gar zu verrückt wirken oder den eigenen Lebensentwurf infrage stellen. Viele Schwierigkeiten zwischen Betroffenen und Professionellen ergeben sich aus differierenden Zielen. Der Betroffene verweigert sich dann möglicherweise und gilt in der professionellen Wahrnehmung als »non-compliant« oder als »im Widerstand gefangen«. Eine Klärung der verschiedenen Ziele aller beteiligten Personen ist hilfreich bis notwendig.

Bei der Empowermentunterstützung haben die Ziele der Betroffenen Vorrang vor denen aller anderen beteiligten Personen, soweit die Freiheiten der anderen dadurch nicht bedeutend eingeschränkt werden. Die Betroffenen haben zudem ein Recht auf Irrtum und Risiko; sie dürfen ihren Lösungsweg ausprobieren, auch wenn dieser aus professioneller Sicht zunächst unrealistisch erscheint.

- Welche Ziele hat die betreffende Person?
- Welche Ziele haben die professionell Tätigen bzw. die Angehörigen etc.?
- Widersprechen sich diese Ziele?
- Wenn »Ja«: Wie äußert sich das im Kontakt von Betroffenem und Helferin?
- Welchen Auftrag gibt die Betroffene dem Helfer?
- Welchen hätte der Helfer gerne?
- Was würde der professionell Tätige wollen, wenn er selbst betroffen wäre?
- Kann der professionell Tätige die Ziele der Betroffenen akzeptieren?
- Wenn »Nein«: Kann er sie nicht im Interesse der Betroffenen akzeptieren oder im eigenen?

Verletzung des Selbstbestimmungsrechts

Auch wenn psychiatrische Institutionen und ihre Mitarbeitenden es gelernt haben, die Entscheidungen ihrer Klient*innen weitgehend zu respektieren, so wird es immer noch Situationen geben, in denen das Selbstbestimmungsrecht der Klient*innen verletzt wird. Dies ist etwa der Fall, wenn gesetzliche Bestimmungen dazu zwingen, aktiv zu werden. Aber auch für diese Situationen lassen sich Empfehlungen beschreiben für einen möglichst empowermentorientierten Umgangsstil trotz bestehender Fremdbestimmung. Dabei geht es vor allem darum, die weiterhin vorhandenen Möglichkeiten der Mitbestimmung auszunutzen, durch Transparenz zumindest ein bedingtes Gefühl von Kontrolle zu vermitteln und alles dafür zu tun, um zukünftige Empowermentmöglichkeiten nicht durch die gemachten Erfahrungen zu vernichten.

Orientierung am erklärten oder zu erwartenden Willen: Was wissen Helfende über den erklärten oder zu erwartenden Willen der betroffenen Person? Relativ einfach ist es, wenn eine schriftliche Willensbekundung in Form einer Patientenverfügung, einer Behandlungsvereinbarung oder Ähnliches vorliegt. Falls nicht, gibt es manchmal mündliche Willensbekundungen, die die Betroffenen gegenüber professionell Tätigen, Familienmitgliedern oder Vertrauenspersonen gemacht hat. Häufig ist es sinnvoll, Vertrauenspersonen zu befragen, was der Betroffene ihrer Meinung nach gewünscht hätte.

Absicherung der Entscheidungen durch mehrere Personen: Entscheidungen sollten immer durch mehrere Personen abgestützt sein. Das erhöht die Wahrscheinlichkeit für eine nutzerorientierte Entscheidung und entlastet den Einzelnen. Hilfreich sind Diskussionen innerhalb eines Teams oder in der Supervision. Auch übergeordnete Entscheidungsträger wie Oberärzte oder -ärztinnen sollten wichtige Entscheidungen nicht allein treffen, sondern einen Austausch mit anderen Fachpersonen suchen. Hilfreich ist es,

Vertrauenspersonen der Betroffenen nach ihren Vorschlägen zu befragen, auch der Einbezug von EX-IN-Genesungsbegleitenden eröffnet oft neue Sichtweisen.

Weitestmöglicher Einbezug der Betroffenen in den Prozess: Auch wenn eine fremdbestimmte Maßnahme getroffen wurde, heißt das noch lange nicht, dass Betroffene nicht mehr einbezogen werden können. Wichtig ist ein möglichst hoher Grad an Transparenz und ein Gefühl von Kontrolle aufseiten der Klient*innen. Wann immer möglich, sollte versucht werden, weitere Entscheidungen doch gemeinsam zu treffen. Menschen sind in den seltensten Fällen durchgängig entscheidungsunfähig. Auch akut psychotische Menschen erleben »Inseln der Klarheit« (Podvoll 1997), also Augenblicke, in denen das Wahnerleben in den Hintergrund tritt und es möglich ist, eine Absprache zu treffen bzw. die Wünsche der Betroffenen zu erfahren.

Gewalt und Zwang vermeiden: Es gibt zahlreiche Möglichkeiten, um Gewalt und Zwang zu vermeiden, die längst nicht immer genutzt werden. Auf Soteria-Stationen, auf Stationen, die nach dem Safewards-Konzept arbeiten (Löhr u. a. 2022) oder etwa im Weddinger Modell (Mahler u. a. 2014) sind entsprechende Versuche unternommen worden. Sie zeigen, dass psychiatrische Kliniken unter bestimmten Bedingungen weitgehend gewaltfrei arbeiten können. Dies ist für den Erhalt von Empowermentmöglichkeiten wichtig, denn erschreckend viele Menschen werden durch Zwangserfahrungen traumatisiert und diese Erfahrungen vernichten auf verschiedene Art Formen der Eigenaktivität und Selbstbestimmung und behindern Genesungsprozesse. Wenn Zwang doch eingesetzt wird, so muss er kurzzeitig, respektvoll und professionell erfolgen (Ketelsen u. a. 2004). Hilfreich dabei sind Deeskalationstechniken (Mario u. a. 2004; Rupp 2018).

Nachbesprechung nach einer Zwangsmaßnahme: Jede Fremdbestimmung muss nach der akuten Krise nachbesprochen werden. Durch Nachbesprechungen erfahren professionell Tätige, wie die Fremdbestimmung von Betroffenen erlebt wurde und welche

Möglichkeiten sie sehen, um dies in Zukunft zu vermeiden. Es ist möglich, eine Willensbekundung für zukünftige Situationen einzuholen. Bei Fehlentscheidungen durch professionell Tätige sollte die Nachbesprechung genutzt werden, um sich dafür beim Klienten oder der Klientin zu entschuldigen. Der Alltag zeigt auch heute noch, dass Nachbesprechungen ausgerechnet bei Zwangsmaßnahmen oft unterbleiben. Die Folge ist ein Vertrauensverlust aufseiten der Klient*innen gegenüber der Einrichtung, was dazu führen kann, dass sie sich zukünftig weigern, Hilfeangebote anzunehmen. Wichtige Gesprächsinhalte für eine Nachbesprechung sind unter anderem, wie zukünftig eine Zuspitzung krisenhafter Ereignisse vermieden werden kann und ob Anzeichen für eine Traumaverarbeitungsstörung vorliegen, die professionelle Hilfe nötig macht (Mahler u. a. 2021).

Auch den Peers kommt hierbei eine besondere Bedeutung zu. Sie können als Mediator*innen fungieren, können klassischen Fachpersonen helfen, die Innenperspektive von Betroffenen besser einzufühlen und dadurch deeskalierende Handlungsstrategien zu entwickeln, oder sie können möglicherweise auch in krisenhaften Zuspitzungen länger einen vertrauensvollen Kontakt zu den Betroffenen halten (Utschakowski u. a. 2016).

RECHTSLAGE Im Fall von Zwangsmaßnahmen befinden sich Betroffene natürlich nicht in einer rechtlosen Position, vielmehr ist in den letzten Jahren ihre Position rechtlich gestärkt worden, sodass sie die Möglichkeit haben, sich gegen bestimmte Entscheidungen zur Wehr zu setzen. So können sie beispielsweise gegen die Einrichtung einer Betreuung oder gegen einen Unterbringungsbeschluss Beschwerde einlegen. Professionell Tätige haben die Aufgabe, die Rechte der Patient*innen zu wahren, sie über ihre rechtlichen Möglichkeiten zu informieren und ihnen bei der Durchsetzung dieser Rechte behilflich zu sein. Das gilt auch dann, wenn aus Sicht der professionell Tätigen die Arbeit durch die Rechtsmittel erschwert wird oder Patient*innen sich dadurch vermeintlich selbst schaden.

Mitarbeiter*innen, die sich mit den hier aufgeführten oder weiteren Verhaltensweisen bemühen, sich möglichst nutzerorientiert zu verhalten, sollten kein schlechtes Gewissen haben, wenn es doch mal zu Zwangsmaßnahmen gekommen ist. Sie haben alles in ihrer Kraft Stehende getan, um Traumatisierungen und die Verletzung des Selbstbestimmungsrechts zu vermeiden. Dazu ist es erforderlich, dass Zwangsmaßnahmen nach ihrer Durchführung kritisch reflektiert werden: Gab es wirklich nur diese Möglichkeit? Was hätten wir tun können, um die Zwangsmaßnahme eventuell doch noch abzuwenden? Was nehmen wir uns für zukünftige ähnliche Situationen vor?

Schriftliche Absprachen und Willensbekundungen

Inzwischen verfügen wir über ein breites Spektrum an Instrumenten für schriftliche Absprachen oder Willensbekundungen. Absprachen sind Vereinbarungen zwischen einem gegenwärtigen oder zukünftigen Klienten und einer psychiatrischen Institution bzw. einer Fachperson. Absprachen müssen beide Seiten zustimmen. Sie beruhen oft auf Kompromissen zwischen den Wünschen der Betroffenen und machbaren Angeboten der professionellen Seite. Willensbekundungen sind einseitig, das heißt, der betroffene Mensch bekundet, was im Krisenfall geschehen soll. Mehrere dieser Instrumente wurden seit etwa Mitte der 1990er-Jahre dialogisch oder trialogisch speziell für den Psychiatriebereich erarbeitet, beispielsweise die Behandlungsvereinbarung. Andere, etwa die Patientenverfügung, werden in verschiedenen medizinischen Bereichen eingesetzt und haben in der Bevölkerung mittlerweile eine weite Verbreitung erfahren.

Schriftliche Absprachemöglichkeiten sind eine wichtige Hilfe, um das Selbstbestimmungsrecht psychiatrieerfahrener Menschen einzuhalten. Sie sind vor allem für jene Klient*innen hilfreich, die in akuten Krisen zur Willensbekundung nicht oder kaum mehr in der Lage sind. Die wichtigsten Instrumente sind:

Patientenverfügung: einseitige Willensbekundung eines Menschen, wie er im Krankheitsfall behandelt werden möchte. Die Patientenverfügung wird in der Regel schriftlich festgelegt und sollte im Krankheitsfall den Behandelnden vorliegen. Sie ist rechtsverbindlich, wenn die Betroffenen zum Zeitpunkt der Erstellung einwilligungsfähig waren.

Behandlungsvereinbarungen: schriftliche Absprache zwischen einer psychiatrischen Klinik und einer betroffenen Person. Es wird vereinbart, wie der Patient oder die Patientin im Krisenfall so behandelt werden kann, dass Anliegen und Bedürfnisse weitestgehend berücksichtigt werden. Die Behandlungsvereinbarung gilt rechtlich als Patientenverfügung und ist rechtsverbindlich, vor allem da durch die Beteiligung der Klinik davon auszugehen ist, dass die Einwilligungsfähigkeit der Betroffenen gegeben war.

Beidseitige Willensbekundung: schriftliche Absprache zwischen einer Wohneinrichtung und einem Bewohner, wie er im Krisenfall behandelt werden soll.

Krisenpass: einseitige Willensbekundung eines Menschen, wie er im akuten Krisenfall behandelt werden möchte. Die wichtigsten Informationen werden auf einem kleinen Krisenpass notiert, den die Betroffene ständig bei sich trägt und der daher im Krisenfall leicht verfügbar ist.

Betreuungsverfügung: schriftliche Willensbekundung Betroffener darüber, wer im Falle einer notwendig werdenden Betreuung diese übernehmen soll.

Vorsorgevollmacht: schriftliche Willensbekundung, wer im Krisenfall bestimmte Vollmachten übernehmen soll. Die Vorsorgevollmacht dient dazu, eine Betreuung zu vermeiden.

LITERATUR

Weitere Informationen zu den genannten Formen der Willensbekundung und auch generell zu den Rechten psychisch erkrankter Menschen finden sich in Rechtliche Grundlagen psychiatrischer Arbeit (2022) von Rolf Marschner und Dagmar Brosey sowie in BTHG: Die wichtigsten Neuerungen für die psychiatrische Arbeit (2018) von Matthias Rosemann.

Schriftliche Absprachen dürfen selbstverständlich nicht das Gespräch zwischen Betroffenen und professionell Tätigen ersetzen, vielmehr sollen sie die direkte Kommunikation sogar noch fördern. Vor allem das Gespräch ist eine vertrauensbildende Maßnahme und ermöglicht es der Fachseite, mehr Sensibilität für die Anliegen der Betroffenen zu entwickeln. Absprachemöglichkeiten wie die Behandlungsvereinbarung haben ihren Nutzen bereits unter Beweis gestellt. So berichten Einrichtungen, die mit diesen Instrumenten arbeiten, dass Krisen abgefangen werden und Zwangsmaßnahmen reduziert werden konnten, weil Klient*innen rechtzeitig die Hilfeangebote in Anspruch nahmen. Behandlungsvereinbarungen werden zunehmend häufiger angeboten, oft wurden lokal individuelle Vereinbarungen zwischen Betroffenenverbänden und der jeweiligen Klinik entwickelt.

Wiederholt hat sich gezeigt, dass viele der hier aufgeführten Instrumente wirkungslos sind, wenn sie nicht mit einer Änderung der Haltung innerhalb der Institution einhergehen. Beispielsweise fühlen sich nicht alle Mitarbeitende an eine einmal abgeschlossene Behandlungsvereinbarung gebunden, diese ist im Krisenfall nicht auffindbar oder einzelne Mitarbeitende wissen überhaupt nicht, dass ein solches Instrument in ihrer Einrichtung existiert. Durch einen nachlässigen Umgang mit diesen Instrumenten werden Empowermentmöglichkeiten sogar getilgt, denn Betroffene machen unter Umständen erneut die Erfahrung, dass ihre Meinung nichts zählt. Letztlich ist es dann wohl besser, ganz auf die Einführung solcher Instrumente zu verzichten.

Zauberwort »Shared Decision-Making«

Schon vor vielen Jahren wurde von medizinischer Seite ein Konzept dazu erarbeitet, wie eine verbesserte Partizipation der Betroffenen bei Entscheidungsprozessen erreicht werden kann. Ursprünglich ging es dabei vornehmlich um Entscheidungen bei potenziell lebensbedrohlichen Erkrankungen, etwa bezüglich der Frage, ob ein krebskranker Patient oder eine Patientin eine Chemotherapie durchführen lassen möchte oder nicht. Zunehmend wird dieses Konzept aber auch auf Entscheidungsprozesse bei chronischen Erkrankungen übertragen, sodass erste Studien mit psychiatrieerfahrenen Menschen vorliegen. Das erarbeitete Konzept wird »Shared Decision-Making« genannt, was mit »geteilter Entscheidungsfindung« oder »gemeinsamer Entscheidungsfindung« übersetzt werden könnte: Wie muss ein gemeinsamer Entscheidungsfindungsprozess gestaltet sein, an dem Patient*innen und Behandler*innen möglichst partnerschaftlich mitwirken? In diesem Prozess wird weder paternalistisch durchprofessionell Tätige noch allein durch die Betroffenen entschieden, sondern beide versuchen gemeinsam, eine Entscheidung zu finden.

Zunächst kommt es zu einem Informationsaustausch zwischen ihnen. Die Patientin schildert ihre Erkrankung und ihre momentane Situation, die Behandlerin liefert Informationen über verschiedene Behandlungsmöglichkeiten. Es schließt sich eine gemeinsame Beratung an, bei der die Patientin beispielsweise individuelle Bedürfnisse einbringen kann. Anschließend erfolgt eine gemeinsame Entscheidung, der die Umsetzung folgt. Später wiederholt sich diese Abfolge, das heißt, es finden beim nächsten Behandlungstermin erneut ein Informationsaustausch, eine gemeinsame Beratung und ggf. eine erneute gemeinsame Entscheidung statt (Terzioglu & Zaumseil 2006).

BEISPIEL

Herr Geh sucht seinen Psychiater auf, weil ihn gegenwärtig die von den Medikamenten verursachte Müdigkeit sehr beeinträchtigt. In Kürze wird seine Leistungsfähigkeit sehr gefordert sein, da er sein Gesellenstück als Tischler fertigstellen muss. Der Arzt schlägt verschiedene Möglichkeiten vor: Umstellung auf ein anderes Medikament, Reduktion des gegenwärtigen Medikaments, mehr Termine beim Arzt. Beide entscheiden schließlich, dass zunächst das Medikament reduziert wird, und vereinbaren einen zusätzliche Telefonkontakt.

Herr Geh betont außerdem, dass er längerfristig mit weniger Medikamenten auskommen möchte. Für einen späteren Zeitpunkt wird deshalb vereinbart, dass er von seinem Psychiater über verschiedene Möglichkeiten der Psychotherapie informiert wird.

Nicht ganz unberechtigt ist die Frage, was an diesem Vorgehen so besonders sein soll. Der Blick auf den psychiatrischen Alltag liefert die Antwort, denn auch heute noch ist die Behandlungspraxis von einer partnerschaftlichen Entscheidungsfindung manchmal weit entfernt. In vielen Fällen kommt es zur »blinden Compliance«, das heißt, die Betroffenen fügen sich ohne hinreichende Informationsvermittlung den Vorschlägen der Behandelnden. Oft kommt es auch zur »informationsgebundenen Compliance«: Der Patient wird zwar angemessen informiert, die Entscheidung wird dann aber doch durch den Behandler getroffen. Häufig lässt sich auch beobachten, dass es deutlich an einer vertrauensvollen Zusammenarbeit mangelt. Aus Angst verschweigt der Patient seiner Ärztin dann wichtige Informationen, beispielsweise wahrgenommene Frühwarnzeichen, parallele Behandlungsversuche mit anderen Methoden oder eine eigenmächtig vorgenommene Medikamentenveränderung.

Untersuchungen zeigen, dass Menschen mit einer psychischen Erkrankung in ähnlichem Maß an den Behandlungsentscheidungen beteiligt werden möchten wie somatisch Kranke. Fast 90 Prozent aller Patient*innen in Deutschland wünschen sich eine Beteiligung an solchen Entscheidungen. Nur etwa die Hälfte von ihnen gibt an, dass ihrem Wunsch von ärztlicher Seite auch nachgekommen wurde. Die Notwendigkeit einer Verhaltensänderung auf ärztlicher Seite ist also offensichtlich. Dringend nötig ist entsprechende Fortbildung. So zeigen Untersuchungen bei Hausärzten und Hausärztinnen, dass die wegen einer Depression in Behandlung befindlichen Patient*innen kaum in die Entscheidungsfindung einbezogen wurden (Elwyn u. a. 2001). Eine durchschnittliche Konsultation dauerte seinerzeit 16 Minuten; 12 Minuten davon wurden mit der Erörterung der Erkrankung verbracht, der Entscheidung dagegen wurden nur wenige Minuten gewidmet. Nach einer Fortbildung sprachen die Ärzte und Ärztinnen weniger über die Symptome und mehr über die Behandlungsmöglichkeiten. Die Patient*innen waren mit der Behandlung zufriedener und diese war auch erfolgreicher.

Zur Empowerment- und Recoveryförderung ist aber auch dringend eine Fortbildung für Betroffene nötig. Sie sollten Hilfestellung im Umgang mit ihrem Arzt erhalten, sollten über ihre Rechte besser informiert sein und Unterstützung darin bekommen, mutiger im Einfordern von Informationen zu werden. Die vielerorts entstehenden Recovery-Colleges bieten solche und weitere Fortbildungen und Veranstaltungen von Erfahrenen für Erfahrene an.

Die klassischen Empowermentstrategien wurden für Klient*innen entwickelt, denen oft über Jahrzehnte ihr Selbstbestimmungsrecht von Behandelnden oder vom sozialen Umfeld nicht zugebilligt wurde. Viele der hier vorgestellten klassischen Strategien, um Selbstbestimmung bei Klient*innen zu ermöglichen, sind aber nicht zwingend für alle Klientengruppen hilfreich. In den letzten Jahren sind Fachpersonen zunehmend mit vor allem jüngeren Klientinnen und Klienten konfrontiert, die eher eine pädagogisch-haltgebende Begleitung von professioneller Seite benötigen als die Eröffnung von Selbstbestimmungsmöglichkeiten. Wer in seiner Kindheit und Jugend beispielsweise mit fehlender Grenzsetzung aufwuchs, bedarf oft eher einer Unterstützung, die ihm hilft, solche Grenzsetzungen im sozialen

Miteinander wahrzunehmen und zu achten. Nun sind Fachpersonen damit konfrontiert, entscheiden zu müssen, welche Klient*innen von einer klassischen recoveryorientierten Haltung profitieren und welche eher von einer strukturgebenden Haltung der Fachpersonen mit Klient*innen um Entscheidungen ringen.

Hilfreiche Fragen für Fallarbeit und Supervision: Die Persönlichkeit des Helfers

Die Haltung der Umgebung der Betroffenen beeinflusst in einem hohen Maße, ob es ihnen gelingt, ihre Selbstständigkeit, Eigenaktivität und Selbstbestimmung zu entwickeln. Die Persönlichkeitseigenschaften der Helfenden werden durch die Person des Betroffenen moduliert, hier wirken Übertragungs- und Gegenübertragungsgefühle, die möglichst bewusst gemacht werden sollten.

- Wie leicht bzw. schwer fällt es mir, Entscheidungen von Klient*innen mitzutragen, die ich selbst nicht für sinnvoll halte?
- Wie leicht bzw. schwer fällt es mir, fehlende oder geringe Fortschritte bei Klient*innen auszuhalten?
- Wann werde ich leicht ungeduldig?
- Bei welchen Klientengruppen neige ich dazu, zu viel Verantwortung zu übernehmen (Männer vs. Frauen, ältere vs. jüngere Klienten, bestimmte Diagnosegruppen)?
- Wann habe ich mich das letzte Mal dabei erwischt, zu viel Verantwortung zu übernehmen bzw. zu schnell oder zu viel Hilfe anzubieten?
- Wie schwer bzw. leicht fällt es mir, unangepasste Lebensweisen meiner Klient*innen zu akzeptieren?

Die Lernplattform MINDEMY bietet hierzu den (kostenpflichtigen) Online-Kurs »Wie kann ich die Selbstbestimmung meiner Klient*innen fördern?« an

Empowerment bzw. Recovery und Psychopharmaka

Medikamente sind für viele Betroffene eine wichtige Möglichkeit der aktiven Einflussnahme auf ihre Erkrankung. In vielen Fällen ermöglichen sie erst weitergehende Selbsthilfe, Selbstbestimmung und den Genesungsprozess. Und doch wurde die Bedeutung der Medikation lange Zeit überschätzt. So wird es verständlich, dass die Medikamenteneinnahme und das Empowerment bzw. Recovery manchmal fast schon als Gegensätze betrachtet werden.

Die Diskussion über Psychopharmaka, speziell über Neuroleptika, wird ausgesprochen ideologisch geführt: Sind Medikamente Teufelszeug oder ein Segen? Durch diese polemische und polarisierte Auseinandersetzung werden wichtige Details der Verordnungspraxis und des Umgangs mit Medikamenten zu wenig wahrgenommen. Genau diese aber sind gerade unter dem Blickwinkel von Empowerment sehr wichtig: Wie muss mit Medikamenten umgegangen werden, damit die Selbsthilfe- und Selbstbestimmungsmöglichkeiten betroffener Menschen nicht behindert, sondern im Idealfall noch gefördert werden? Medikamente sind nicht »an sich« gut oder schlecht. Es geht darum, wie sie verordnet und eingesetzt werden und welche Erwartungen Betroffene mit ihnen verbinden.

Der Recoveryansatz stellt keine Positionierung für oder gegen Medikamente dar. Da in diesem Ansatz der subjektive Blick der Betroffenen die zentrale Rolle spielt, sollten diese herausfinden, ob Medikamente für ihren Genesungsprozess und ihr persönliches Wohlbefinden hilfreich sind oder nicht. Dabei sollten sie unterstützt werden. Es liegen zahlreiche Studien vor, die den symptomreduzierenden Effekt von Medikamenten nachweisen. Gerade in akuten psychotischen Krisen sind Medikamente oft hoch wirksam, um die Krise zum

Abklingen zu bringen. Ebenfalls liegen zahlreiche Untersuchungen darüber vor, dass Medikamente einen krisenhinauszögernden Effekt haben. Auch wenn sie nicht in der Lage sind, weitere Krisen auszuschließen, so reduzieren sie doch die Wahrscheinlichkeit, wieder in eine Krise zu geraten. Es gibt jedoch keinerlei wissenschaftlichen Nachweis dafür, dass sich Medikamente positiv auf den Recoveryprozess auswirken würden. Daher kann es unter dem Recoveryblick keine Positionierung der professionellen Seite pro Medikamente geben.

SELBSTREFLEXION

> Wenn ich selbst psychotisch würde, möchte ich dann mit Medikamenten behandelt werden? Welche Medikamente würde ich akzeptieren, welche nicht? Wie wichtig wäre mir persönlich mein Recht auf Selbstbestimmung auch bei der Medikation?
> Bei einer Befragung von hundert Professionellen lehnten 30 Prozent die Einnahme von Neuroleptika für den Fall ab, dass sie selbst psychotisch würden (Amering u. a. 1999).

Neuroleptika haben einen deutlichen symptomreduzierenden Effekt. Sie zögern außerdem Krisen hinaus. Es gibt jedoch keinen Nachweis dafür, dass sie sich positiv auf den Genesungsprozess auswirken.

Psychopharmaka und Selbsthilfe

Sehr lange hat die klassische Psychiatrie einseitig auf eine medikamentöse Unterstützung gesetzt, anstatt auch die Selbsthilfefähigkeiten betroffener Menschen zu fördern. Mancherorts geschieht das auch heute noch. So wird im stationären Kontext oft intensiv an der Förderung der Behandlungsbereitschaft bezüglich Medikamente gearbeitet, Selbsthilfestrategien werden aber oft vollkommen unzureichend bearbeitet. Eine wissenschaftliche Begründung für diese absurde Behandlungsstrategie ist weit und breit nicht in Sicht.

Medikamenteneinnahme und Selbsthilfe sind kein Gegensatzpaar, sondern in den meisten Fällen eine wichtige Ergänzung. Das gelingt jedoch nur, wenn mit Medikamenten so umgegangen wird, dass Selbsthilfe möglich bleibt. Dazu gehört beispielsweise, dass Betroffenen der symptomreduzierende bzw. krisenvermeidende Effekt von Psychopharmaka realistisch vermittelt wird. Psychopharmaka beseitigen keine psychosozialen Schwierigkeiten und bieten keine Garantie für Symptomreduktion oder Krisenprophylaxe. Sie sind jedoch für viele Betroffene ein wichtiges Hilfsmittel und sollten durch andere Unterstützungsformen wie Selbsthilfe oder Psychotherapie ergänzt werden.

MEDIKATIONSSTRATEGIEN Die gewählte Medikationsstrategie kann das Erproben und Nutzen von Selbsthilfestrategien fördern oder behindern. So kann eine Hochdosierung dazu führen, dass auch alltägliche, aus dem psychosozialen Kontext erklärliche Befindlichkeitsstörungen nicht mehr wahrnehmbar sind. Die Wahrnehmung solcher Veränderungen ist jedoch notwendig, um einen Zusammenhang zwischen dem eigenen Verhalten, äußeren Bedingungen und dem persönlichen Befinden herzustellen (»Wenn ich entspannter bin, beziehe ich die Dinge nicht so schnell auf mich. Also ist es gut, wenn ich mehr für meine Entspannung tue«). Eine hohe Medikation kann auch dazu führen, dass Körperempfindungen und Gefühle nur noch eingeschränkt wahrgenommen werden, wodurch emotionale Verarbeitungsprozesse, etwa die Trauer im Genesungsprozess, erschwert werden.

Manchmal wird von professioneller Seite suggeriert, dass eine Medikation auch ohne weitere Hilfemöglichkeiten eine hinreichende Behandlungsstrategie sei. Längerfristig führt dies zu einer »Abhängigkeit« von Medikamenten, das heißt, dieser Zustand ist nur mit Medikamenten aufrechtzuerhalten, Formen der Selbsthilfe können nicht erprobt und genutzt werden. Das hat verschiedene negative Folgen:

- Das Selbstvertrauen und das Gefühl von Selbstwirksamkeit sinken, da sich Betroffene als hilflos und abhängig von der Medikation erleben.
- Beim Absetzen der Medikamente besteht eine hohe Krisengefahr, da keine alternativen Schutzmöglichkeiten erarbeitet wurden.
- Die Betroffenen sind langfristig den unerwünschten Wirkungen der Medikamente ausgesetzt.
- Das Absetzrisiko steigt, da sich die Betroffenen fälschlicherweise sicher fühlen (»Mir geht es doch gut«).

Eine selbsthilfeorientierte Medikationsstrategie wird Dosierungen wählen, die Selbstwahrnehmung und Selbstreflexion weiterhin ermöglichen. Außerdem wird den Betroffenen, falls sie dies wünschen, Einfluss auf die aktuelle Medikation gewährt. So lernen sie, eigenes Befinden durch Verhaltensänderungen oder durch eine veränderte Medikation zu beeinflussen. Sie behalten ein hohes Maß an Kontrolle und oftmals können so auch niedrige Dosierungen oder eine nur zeitweilige Medikation erreicht werden.

Es können folgende Medikationsstrategien unterschieden werden:

Standardmedikation: Das Medikament wird als alleiniger Schutz vor weiteren Krisen betrachtet. Entsprechend hoch wird das Medikament oft dosiert, obwohl es keine objektiven Belege dafür gibt, dass höhere Dosierungen zu höherem Schutz führen.

Niedrigmedikation: Medikament und Eigenaktivität der Betroffenen bilden den Krisenschutz, entsprechend kann das Medikament eher niedrig dosiert werden.

Intervallmedikation: Nur vor und in kritischen Situationen wird ein Medikament eingesetzt. Intervallmedikation setzt voraus, dass die Betroffene seine Krisenmuster und seine Frühwarnzeichen gut kennt und eine vertrauensvolle Beziehung zwischen Ärztin und Patientin besteht.

Bedarfsmedikation: Diese wird ohne nochmalige Absprache mit dem Arzt vom Betroffenen eigenständig genommen, sobald er bemerkt, dass die Unterstützung durch das Medikament für ihn hilfreich wäre. Das kann sowohl als alleinige Medikation als auch als Ergänzung zu einer Standard- bzw. Niedrigmedikation dienen.

DEPOTMEDIKATION Unter dem Blickwinkel der Selbsthilfeförderung sollte immer die Möglichkeit einer Niedrig-, Intervall- oder Bedarfsmedikation erwogen werden. Eine in Form von Spritzen verabreichte neuroleptische Medikation (Depotmedikamente) behindert häufig Möglichkeiten der Selbsthilfe und Selbstbestimmung. Betroffene haben dann über eine längere Zeit keine Möglichkeit mehr, auf die Dosierung Einfluss zu nehmen. Die Medikation bleibt relativ fremdbestimmt. Anstelle eines Aushandelns zwischen behandelndem Arzt und Patientin tritt die chemische Kontrolle. Gerade mit der verbesserten Kontrolle wirbt die Pharmaindustrie für diese Medikamente. Um auch gegen Ende des Wirkungszeitraums noch eine genügende Wirkung zu erreichen, wird eine überhöhte Dosis vor allem in den ersten Tagen in Kauf genommen. Damit sind aber für die Betroffenen oft massive unerwünschte Wirkungen wie starke Müdigkeit und Antriebseinschränkungen verbunden. Allerdings gibt es auch Personen, die Depotinjektionen als den geringeren Eingriff in ihre Lebensqualität erleben als die oft mehrmals tägliche Einnahme von Tabletten.

Selbsthilfe und Medikamente sind kein Widerspruch. Eine einvernehmlich entwickelte Medikationsstrategie, möglichst im Niedrigdosisbereich, führt beim Betroffenen häufig dazu, schrittweise Zusammenhänge zwischen Verhalten und Befinden wahrzunehmen.

Es gibt verschiedene Gründe dafür, dass in der heutigen psychiatrischen Praxis sehr oft allein die Medikamente zur Krisenprophylaxe genutzt werden. Fehlende Zeit und geringe finanzielle Vergütung führen neben anderen Gründen dazu, dass Klient*innen vielfach wenig Unterstützung beim Erarbeiten eigener Einflussmöglichkeiten erhalten. Auch die »Einflüsterungen« der Pharmaindustrie haben sicher ihre Wirkung. Ferner sind manche Ärzte der Meinung, dass weitere akute Krisen durch eine hohe Medikation vermieden werden könnten, auch wenn der Preis dafür hoch ist. Zahlreiche Studien zeigen jedoch, dass das gar nicht möglich ist. Selbst unter einem Depotneuroleptikum dekompensieren rund 20 Prozent der Betroffenen innerhalb eines Jahres (Aderhold 2007). Neuroleptika suggerieren also eine nicht vorhandene Sicherheit. Ein einseitiges Vertrauen auf sie kann sogar rückfallbegünstigend sein. > Motivation, Seiten 56, 79, 89

Information zu mehr Selbstbestimmung

Betroffene Personen haben auch bei der Medikation ein Recht auf Selbstbestimmung, das heißt, sie können sich für oder gegen eine medikamentöse Unterstützung entscheiden. Dieses Recht ist gesetzlich nur in wenigen Ausnahmefällen eingeschränkt. Und doch erleben es Betroffene im Alltag weiterhin, dass sie auf subitle Weise unter Druck gesetzt werden, damit sie die Medikation akzeptieren, beispielsweise indem ihnen doch vornehmlich medikamentenfreundliche Informationen vermittelt werden. Ihnen wird vor Augen geführt, wie hoch ihre Rückfallgefahr ohne Medikamente wäre, und Informationen über alternative Behandlungsformen werden ihnen verwehrt, ganz besonders jene Informationen, die zur Ablehnung der Medikation führen könnten. Einige psychoedukative Programme erwecken eher den Eindruck einer Medikamentenschulung als einer umfassenden Information über unterschiedliche Behandlungsmethoden.

Dabei sollte die Zeit einer solchen einseitigen Informationsvermittlung vorbeisein. In den letzten 10–15 Jahren hat sich vielerorts ein Wandel in der psychiatrische Haltung Medikamenten gegenüber vollzogen. Wurden früher Antidepressiva, Neuroleptika und andere Medikamente von ärztlicher Seite vielfach hoch gelobt und als alternativlos vermittelt, so ist heute endlich ein kritischerer Blick erlaubt.

Studien zeigen uns eindeutig, dass beispielsweise Antidepressiva in der Mehrzahl der Fälle nicht wirkungsvoller sind als Placebos oder dass auch die unerwünschten Wirkungen moderner Neuroleptika schwerwiegend sind und zum Beispiel das metabolische Syndrom mit Gewichtszunahme und Diabetesrisiko begünstigen – und damit letztlich die Lebenserwartung reduzieren.

Diese Informationen sind heute im Internet frei verfügbar und haben längst ihren Ruf als »antipsychiatrisch« verloren. Mitarbeitende sozialpsychiatrischer Einrichtungen sollten über die Wirkungen von Medikamenten informiert sein, auch wenn sie selbst keine Medikamente verordnen. Besonders hervorheben möchte ich zur Informationsvermittlung den Youtube-Kanal »PsychCast«, auf dem vor allem der Arzt Jan Dreher aus Krefeld auf eine sehr menschliche und sympathische Art und Weise über Medikamente informiert. Für eine gute Informationen über Medikamente können auch die Broschüren der Deutschen Gesellschaft für Soziale Psychiatrie zu Antidepressiva und zu Neuroleptika empfohlen werden (Link im Anhang).

*Eine eigene Entscheidung bezüglich der Medikation können Patient*innen nur dann treffen, wenn sie ehrlich über Medikamente informiert werden und nicht einseitig zu einem Medikament gedrängt werden. Durch Druck wird Anpassungsbereitschaft oder Reaktanz gefördert, nicht aber Empowerment. Patient*innen, die sich nicht selbst für Medikamente entschieden haben, sondern nur den Empfehlungen des Arztes gefolgt sind, setzen die Medikamente ohnehin oft wieder ab.*

BEISPIEL

In der Visite berichtet Frau Ell, die erstmals an einer Psychose erkrankt ist, dass sie große Zweifel bezüglich einer längerfristigen neuroleptischen Medikation habe. Ihre Ärztin vereinbart mit ihr einen Gesprächstermin und erkundigt sich genau nach ihren Bedenken. Sie vermittelt ihr, dass die Entscheidung für oder gegen eine Medikation bei ihr liege, und empfiehlt, auch mit anderen Betroffenen und mit ihrer langjährigen Freundin über diese Frage zu sprechen. Beide vereinbaren einen weiteren Gesprächstermin. Bis dahin hat Frau Ell mit den Mitgliedern einer Selbsthilfegruppe über eine mögliche längerfristige Medikation gesprochen. Sie entscheidet sich schließlich für ein Medikament, nachdem ihr mehrere Mitglieder der Selbsthilfegruppe von erneuten Krisen unmittelbar nach dem Absetzen der Medikamente berichtet haben.

Wir erleben heute teilweise auch das Gegenteil des Fallbeispiels, nämlich ein vorschnelles Zustimmen zu Absetzversuchen von Klientinnen oder Klienten. Anstatt von ärztlicher Seite mit ihnen zu ringen, wird teilweise aufgrund von Zeitmangel oder falsch verstandener Selbstbestimmung einem Absetzen der Medikamente zugestimmt, ohne zuvor mit den Klient*innen andere Formen des Krisenschutzes erarbeitet zu haben und ohne das entstehende Risiko durch eine intensivere Beziehungsarbeit abzufedern.

ABSETZVERSUCHE Es ist ganz natürlich, dass viele Betroffene irgendwann über einen Absetzversuch nachdenken. Haben die Medikamente starke unerwünschte Wirkungen, so drängt sich diese Frage besonders auf. Der Wunsch, die Medikamente abzusetzen, kann also nicht auf eine endogene Krankheitsdynamik zurückgeführt werden, sondern ist völlig »normal«.

Sehr viele Betroffene haben große Mühe damit, einen Arzt oder eine Ärztin zu finden, der oder die mit ihnen einen Absetzversuch ausprobiert. Viele Mediziner*innen haben heute auch gar nicht mehr die zeitliche Kapazität, um solche Absetzversuche verantwortlich zu begleiten.

Mit der Frage »Soll ich absetzen?« ist die Frage »Wie sollte das ablaufen?« verknüpft. Verschiedene Fragestellungen tauchen beim

Betroffenen auf oder können von professioneller Seite als Anregungen eingebracht werden:

- Welche Möglichkeiten habe ich, um mich vor weiteren Krisen zu schützen? Was davon habe ich schon erprobt?
- Welche Konsequenzen hat es für mich, wenn ich wieder in eine Krise gerate?
- Welche Konsequenzen hat es für mein Umfeld, wenn ich wieder in eine Krise gerate?
- Wie kann ich die möglichen negativen Konsequenzen möglichst geringhalten?
- Was ist die beste Zeit für einen Absetzversuch?
- Welche Unterstützung benötige ich, damit ich möglichst risikolos die Medikamente absetzen kann: von professioneller Seite, von Angehörigen und Freund*innen?

Es ist stets aufs Neue zu prüfen, ob angebotene Fremdhilfe noch notwendig ist und gewünscht wird oder ob der Betroffene zukünftig mit einem größeren Grad an Selbsthilfe und Autonomie zurechtkommen kann. Das gilt für jede Form der Fremdhilfe. Absetzversuche sollten jedoch verantwortlich erfolgen und eine hinreichende Erfolgschance haben. Wenn diese gegeben ist und wenn keine massiven Selbst- oder Fremdgefährdungen in einer möglichen erneuten Krise zu befürchten sind, dann gibt es für Ärztin oder Arzt keine Legitimation, sich dem Wunsch der Patient*innen zu verweigern!

BEISPIEL 1

Herr Uh hat in neun Monaten dreimal seine Medikamente abgesetzt und ist jeweils innerhalb kürzester Zeit wieder psychotisch geworden und stationär eingewiesen worden. Sein durchaus empowermentorientierter Arzt diskutiert mit ihm erneut über die Medikation und rät ihm dringend davon ab, die Medikamente nochmals unter ähnlichen Bedingungen abzusetzen. Er bietet ihm jedoch an, einen längerfristigen Reduktionsversuch zu planen, und rät begleitend zur Aufnahme einer Psychotherapie, in der dann alternative Formen der Krisenprophylaxe erarbeitet werden können.

BEISPIEL 2

Frau Beh bemüht sich jetzt schon seit fünf Jahren darum, medikamentenfrei zu leben. Sie hat ihre Medikation innerhalb von mehreren Jahren auf ein Viertel reduziert, jedoch in Krisenzeiten immer wieder selbstständig erhöht. Gegenwärtig ist sie in einer Phase der beruflichen Veränderung. Um den längerfristigen Erfolg ihrer Absetzbemühungen nicht zu gefährden, entscheidet sie sich, erst nach der Veränderung ihr Medikament ganz abzusetzen.

Es gibt eine ganze Reihe von Strategien zur Förderung eines möglichst selbstbestimmten Umgangs mit Medikamenten. Dabei geht es darum, bestimmte Verhaltensweisen zu unterlassen, die von der klassischen Psychiatrie und von eher paternalistisch denkenden Fachleuten lange praktiziert wurden und teils auch noch werden. Parallel existieren sinnvolle Verhaltensstandards, um mit den Klient*innen engagiert in Kontakt zu bleiben, auch wenn sie sich gegen Medikamente entscheidet.

Nicht förderliche Verhaltensweisen sind unter anderem:

- Angstgefühle erzeugen: »Wenn Sie das Medikament nicht nehmen, werden Sie garantiert wieder psychotisch.«
- Unterstützung versagen: »Wenn Sie keine Medikamente wollen, brauchen Sie nicht mehr zu mir zu kommen.«
- Falsche Informationen: »Die Medikamente haben keine gefährlichen Nebenwirkungen.« Oder: »Ihr Gehirn braucht die Wirkstoffe des Medikaments.«
- Gewalt oder Zwang androhen: »Wenn Sie das Medikament absetzen, muss ich eine Zwangseinweisung veranlassen.«

Förderlich hingegen sind:

- Vor- und Nachteile der Entscheidung mit dem Klienten erörtern: »Lassen Sie uns gemeinsam überlegen, was für und was gegen Medikamente spricht.«
- Empathie zeigen: »Ich kann gut verstehen, dass es eine schwierige Entscheidung ist, sich für oder gegen Medikamente zu entscheiden, insbesondere bei Neuroleptika. Mir würde es da wahrscheinlich nicht anders ergehen als Ihnen.«
- Entscheidung weitestmöglich respektieren und eigenen Standpunkt vertreten: »Ich halte Ihre Entscheidung nicht für richtig, aber ich werde Ihre Entscheidung mittragen.«
- Beziehung aufrechterhalten: »Sie sollten auf jeden Fall weiter zu mir kommen, auch wenn Sie das Medikament nicht nehmen.«
- Intensiveren Kontakt anbieten: »Ich schlage Ihnen vor, dass Sie nach dem Absetzen häufiger zu mir kommen, da dies eine sensible Zeit ist.«
- Eine Alternative zu Medikamenten entwickeln: »Wir sollten gemeinsam überlegen, wie Sie sich außer durch Medikamente vor weiteren Krisen schützen können.«
- Aushandeln: »Ich glaube nicht, dass wir Ihre akute Krise ohne Medikamente in den Griff bekommen. Wenn Sie aber keine Medikamente nehmen möchten, schlage ich Ihnen vor, dass Sie es zwei Wochen ohne Medikamente probieren und sich bereit erklären, über meinen Vorschlag nochmals nachzudenken, falls es Ihnen danach nicht bessergehen sollte.«

Aus Recoverysicht sollte möglichst pragmatisch und ideologiefrei mit Medikamenten umgegangen werden. Betroffenen sollten keine Hürden in den Weg gestellt werden, wenn sie einen verantwortbaren Absetzversuch unternehmen möchten. Wer sich für eine längerfristige Medikation entscheidet, sollte dies aber auch nicht als Versagen oder gescheitertes Recovery interpretieren.

Förderung von Eigenaktivität

In der psychiatrischen Arbeit haben wir es oft mit passiven und hoffnungslosen Klientinnen und Klienten zu tun. Gemeint sind Personen, die manchmal Mühe damit haben, grundlegende Aktivitäten wie Körperpflege oder ein Mindestmaß an Bewegung umzusetzen. Oder jene Menschen, die sich häufig im Raucherzimmer eines Wohnheims aufhalten, denen Kaffee und Zigaretten sehr wichtig sind und die von Fachpersonen vorrangig in Ruhe gelassen werden wollen. In der Fachliteratur wird auch von demoralisierten oder von entmutigten Klient*innen gesprochen. Oft aufgrund langjähriger Lernerfahrung haben diese Menschen das Zutrauen in die Welt und in ihre eigenen Fähigkeiten verloren. Ihnen sind oft Zuversicht, Mut und eine positive Haltung zu sich selbst und zum Leben abhandengekommen.

Viele dieser Menschen haben lange Jahre in psychiatrischen Institutionen zugebracht. Ältere Klient*innen waren möglicherweise mit psychiatrischen Behandlungsstrukturen konfrontiert, die ihre Würde gebrochen und ihnen ein Gefühl des Ausgeliefertseins vermittelt haben. Heute würde man viele dieser Personen als traumatisiert bezeichnen. Sie leben in Heimen, auf Langzeitstationen, im Wohnungslosenmilieu, in therapeutischen Wohngemeinschaften oder in der psychiatrischen Familienpflege. Aber auch jüngere Menschen befinden sich manchmal über lange Zeiträume in einem Zustand von Passivität und Resignation. Bei ihnen gibt es andere Gründe als die genannten. Oftmals wurden aber auch sie auf verschiedene Weise traumatisiert und durch ihre lebensgeschichtlichen Erfahrungen dauerhaft entmutigt.

Die klassische Psychiatrie hielt Passivität lange für einen vornehmlich endogenen Prozess und hat ihn unter anderem als Negativsymptomatik beschrieben. Natürlich gibt es krankheitsbedingte

Faktoren, die Passivität, Antriebsarmut, Energieverlust und Ähnliches mitverursachen. Daneben beeinflussen aber auch Medikamente, Lerngeschichte, soziale Faktoren oder persönlichkeitsbedingte Prozesse die Fähigkeit und die Bereitschaft eines Menschen, aktiv zu werden. Solche Faktoren sind für die Empowermentarbeit besonders interessant, da sie beeinflussbar sind. Ein Teil der Passivität der Klient*innen, die gerade in vielen Langzeitinstitutionen zu beobachten sind, ist durch die Rahmenbedingungen in der Institution zustande gekommen und wird dadurch aufrechterhalten. Diese Bedingungen bilden ein typisches Hindernis für Empowermentprozesse.

ERLERNTE HILFLOSIGKEIT Das wissenschaftliche Konzept der »Erlernten Hilflosigkeit« (Seligman 2016) ist sehr hilfreich, um längerfristig passive Klienten und Klientinnen besser verstehen zu können. Erlernte Hilflosigkeit besagt: Menschen, die immer wieder die Erfahrung machen, durch eigenes Handeln die äußere Situation nicht oder kaum beeinflussen zu können, geraten oft in einen Zustand, in dem sie sich selbst nichts mehr zutrauen, sich zurückziehen, die Hoffnung auf Veränderung verlieren sowie inaktiv und antriebslos werden. Es gibt eine hohe Korrelation zwischen dem Empfinden der erlernten Hilflosigkeit und einer depressiven Störung: Wer in seinem Leben häufig Ohnmacht erfahren hat, der hat eine erhöhte Wahrscheinlichkeit, später an einer Depression zu erkranken.

Viele psychiatrieerfahrene Menschen befinden sich im Zustand erlernter Hilflosigkeit. Sie hatten in ihrer Lebensgeschichte oft keinen oder kaum Einfluss darauf, was mit ihnen geschah: ob sie wieder krank wurden, wie sie in der Klinik behandelt wurden, ob sich Freunde zurückzogen, ob ihnen ein beruflicher Wiedereinstieg gelang etc. Wenn ein Mensch, der sich im Zustand der erlernten Hilflosigkeit befindet, die Möglichkeit erhält, doch Einfluss auf sein Leben zu nehmen, so wird er diese Möglichkeit vermutlich nicht ergreifen, sondern in seinem Zustand von Passivität und Hoffnungslosigkeit verharren. Die Aufgabe der Empowermentförderung besteht darin, schon früh Bedingungen zu schaffen, damit Klient*innen möglichst wenige Erfahrungen von Hilflosigkeit machen. Wenn sich jemand aber bereits in diesem Zustand befindet, so sind spezifische und längerfristige Interventionen nötig, um einen Ausstieg zu ermöglichen.

Selbstwirksamkeitsgefühl

»Selbstwirksamkeitsgefühl« meint die Überzeugung, persönliche Fähigkeiten zu besitzen, um bestimmte Handlungen ausführen und Ziele erreichen zu können. Häufig bleiben Menschen passiv, weil sie gar nicht glauben, durch ihr Handeln etwas bewirken zu können. Nur wer erwartet, dass das eigene Handeln erfolgreich ist, der wird auch aktiv sein. Jemand, der der Überzeugung ist, er könne sowieso nichts bewirken, für den ist es »rational«, passiv zu bleiben. Glaubt jemand beispielsweise, dass er sowieso kein Bewerbungsgespräch erfolgreich überstehen wird, dann wird er sich auch nicht bewerben. Aus seinem subjektiven Blickwinkel wäre jedes Bewerbungsschreiben pure Zeitverschwendung. Das Selbstwirksamkeitsgefühl entscheidet darüber, was ich tue, wie sehr ich mich dabei anstrenge und wie viel Ausdauer ich dabei habe. Viele psychiatrische Klient*innen haben ein sehr schwaches Gefühl von Selbstwirksamkeit. Das ist ein zentraler Grund, warum sie nicht handeln.

Das Selbstwirksamkeitsgefühl wird durch verschiedene Aspekte beeinflusst:

- Direkte positive Erfahrung: »Hoppla, ich kann das ja.«
- Beobachtungen: »Was der kann, kann ich auch.«
- Ermutigung: »Ich kann das, die anderen trauen mir das zu.«
- Körperliches Befinden: »Spüre ich Kraft in mir oder bin ich immer nur müde und energielos?«

Ein Mensch braucht also direkte Erfahrungen, gute Modelle, Ermutigung und die Wahrnehmung der eigenen Lebendigkeit und Energie, um ein Selbstwirksamkeitsgefühl zu entwickeln und zu erhalten. Für die psychiatrische Arbeit stellt sich die Herausforderung, Bedingungen zu schaffen, die sich positiv auf das Selbstwirksamkeitsgefühl auswirken. Leider gibt es im psychiatrischen Kontext immer noch Bedingungen, die das Selbstwirksamkeitsempfinden eher erschweren. Positive Erfahrungen etwa werden behindert, wenn Klient*innen unterfordert sind. Häufig fehlen auch positive Modelle. Die professionelle Pathologiesicht erschwert die Ermutigung und das Wahrnehmen der körperlichen Kraft wird durch die Medikamentenwirkungen eingeschränkt.

BEISPIEL

Frau Oh arbeitet seit zehn Jahren in einer Werkstatt für behinderte Menschen. In den ersten Jahren fühlte sie sich bei jeder Tätigkeit überfordert. Trotzdem ermutigten die Mitarbeitenden sie immer wieder, neue Tätigkeiten auszuprobieren, teils sogar gegen den Widerstand von Frau Oh. Während einer längeren Krankheitsphase der Sekretärin übernahm Frau Oh zunächst deren Kopierarbeiten und später zunehmend mehr Sekretariatsaufgaben. Heute arbeitet Frau Oh als Teilzeitsekretärin außerhalb der Werkstatt.

Viele psychiatrieerfahrene Menschen haben ein schwach ausgeprägtes Empfinden von Selbstwirksamkeit. Sie sind passiv, weil sie nicht glauben, durch ihr Handeln etwas bewirken zu können. Vor allem positive Lernerfahrungen reduzieren diese Haltung.

Grundrecht auf »minimale Aktivität«

In der Arbeit mit entmutigten Menschen stellt sich aus der Empowermentperspektive eine besondere Herausforderung: Haben Fachpersonen überhaupt das Recht, diese Menschen zu »aktivieren«? In unserer Gesellschaft gibt es noch keine Verpflichtung, selbst über sein

Leben zu bestimmen, eigene Einflussmöglichkeiten auf die Erkrankung zu nutzen, gesund werden zu wollen oder aktiv zu sein. Es gibt vielmehr ein unverbrieftes Grundrecht auf etwas, was wir »minimale Aktivität« nennen können: Man darf in unserer Gesellschaft zehn Stunden am Tag vor dem Fernseher sitzen oder so viele Zigaretten rauchen und so viel Kaffee trinken, wie man will und sich leisten kann.

Dieses Grundrecht sollte auch psychiatrieerfahrenen Menschen zustehen. In psychiatrischen Institutionen ist das aber oft nicht der Fall. Die Passivität wird als Krankheitsfolge interpretiert, der therapeutisch-pädagogisch zu Leibe gerückt werden muss. Wenn professionell Tätige nun unter dem Label Empowerment das Grundrecht auf »minimale Aktivität« beschneiden möchten, dann brauchen sie schon sehr gute Gründe dafür. Ich meine selbstverständlich nicht, dass es diese Gründe nicht gibt. Es geht nur darum, deutlich zu machen, dass wir nicht jede Aktivitätsförderung als Empowerment »verkaufen« können und dass wir dadurch auch Rechte unserer Klient*innen verletzen können. Empowerment und Recoveryförderung bei diesen Menschen bedeutet vor allem, sie in die Lage zu versetzen, selbst zu entscheiden, ob sie Empowerment wünschen und sich für Genesungsschritte engagieren möchten. Es besteht immer auch die Möglichkeit, in Passivität, Leid oder Hoffnungslosigkeit zu verharren. Dies tun viele Menschen außerhalb professioneller Hilfeangebote und psychisch erkrankten Menschen steht es genauso zu.

Vor allem langzeitkranke Menschen oder Personen, die viele Jahre in psychiatrischen Institutionen gelebt haben, fühlen sich von bestimmten Empowerment- und Recoveryanliegen manchmal eher überfordert, als dass sie diese freudig ergreifen und nutzen würden. Manche sprechen von einem Empowerment- und Recovery*stress* oder vom »Zwang zur Genesung«. Eine solche Einschätzung ist nur allzu verständlich und zumeist Folge langjähriger Lernerfahrungen. Wer bisher keine Selbsthilfe und Eigenaktivität praktiziert hat, hat unter Umständen sogar Angst davor. So kann jemand etwa befürchten, die Fremdhilfe und Unterstützung zu verlieren, wenn er selbst zu aktiv wird. Wenn die Fremdhilfe als überlebensnotwendig angesehen wird, wird dieser Mensch selbstverständlich passiv bleiben. Wer bisher keine Selbsthilfe und Eigenaktivität praktiziert hat, ist meistens auch gar nicht der Überzeugung, durch Selbsthilfe etwas bewirken zu können.

»Recovery-Falle: Angst vor Genesung«

Passivität kann allerdings auch eine sehr sinnvolle Selbsthilfestrategie sein. Das ist beispielsweise bei Menschen der Fall, die in ihrem Leben bereits sehr viele Misserfolge erlitten haben: Jeder neue Versuch beinhaltet das Risiko, erneut zu scheitern. Da jeder Misserfolg das Selbstvertrauen destabilisiert, kann Passivität eine sinnvolle Strategie sein, um sich vor einem weiteren Selbstwertverlust zu schützen. Hinter dieser Funktionalität von Resignation verbirgt sich die sinnvolle Haltung: »Besser, ich probier's gar nicht erst, als dass ich noch mal auf die Schnauze falle.«

Andere Klienten und Klientinnen werden oder bleiben passiv, um sich vor übermäßigen Reizen zu schützen. Das gilt vor allem für psychoseerfahrene Personen, die sich oftmals den Einflüssen der Umgebung schutzlos ausgeliefert fühlen. Wenn professionell Tätige in solchen Fällen versuchen, sie zu mehr Aktivität zu motivieren, dann können sie sie möglicherweise in einen weiteren Verlust von Selbstvertrauen oder eine erneute psychotische Krise treiben. Natürlich aber ist längst nicht jede Passivität eine Selbsthilfestrategie, doch die Möglichkeit sollte immer in Betracht gezogen werden.

Grundhaltung: passive Aktivität

Professionell Tätigen fällt das Nichthandeln schwerer als das Handeln. Dabei ist gerade die professionelle Zurückhaltung die Ermöglichung dafür, dass Betroffene ihre eigenen Fähigkeiten entdecken und nutzen lernen. »Man hilft den Menschen nicht, wenn man für sie tut, was sie selbst tun können« – dieses inzwischen geflügelte Wort Abraham Lincolns mag sofort einleuchten, und doch ist seine Umsetzung in der psychiatrischen Arbeit alles andere als leicht. Passivität von professioneller Seite bedeutet nämlich in gewisser Hinsicht ein »Sichausliefern« an die Klient*innen bzw. an die Erkrankung und ist auf professioneller Seite zumeist mit dem Empfinden von Kontrollverlust verbunden. Die Entscheidungen und Lösungsversuche Betroffener sind häufig nicht so geradlinig, wie sie von professioneller Seite gewünscht werden. Vor allem aufgrund von Zeitmangel und Zielvorgaben der Leistungsträger empfinden viele Fachpersonen einen Druck, bestimmte Veränderungen bei ihren Klient*innen zu wirken zu müssen.

VERTRAUEN Helfenden fällt es zudem schwer, Vertrauen in die Fähigkeiten des Gegenübers aufzubringen. Ohne Vertrauen aber ist Abwarten, ist »Lernenlassen« nicht möglich. Wenn die betroffene Person in meinen Augen etwas garantiert nicht kann, dann brauche ich nicht zu warten, dann ist vielmehr Fremdhilfe angebracht. Professionelle Zurückhaltung ist damit immer an Vertrauen gebunden. Wenn Vertrauen nicht vorhanden ist, werden Lösungswege vorgegeben, Aufgaben abgenommen, Entscheidungen stellvertretend getroffen, kurz: Die professionell Tätigen geraten in einen »fürsorglichen Aktivismus«, der dem Wohl und dem Schutz der Betroffenen dienen soll.

Diese Tendenz gibt es in fast allen helfenden Berufen und ist vor allem in der Psychiatrie eine große Gefahr. Schwer psychisch kranke Menschen sind während ihrer akuten Krankheitsphasen auf viel Unterstützung angewiesen; diese Unterstützung dann zum rechten

Zeitpunkt zurückzunehmen und dem Gegenüber damit wieder mehr zuzutrauen, das ist ein schwieriger Balanceakt. Dabei sind natürlich nicht nur die psychiatrisch Tätigen an die schon eingeübte Rollenaufteilung der akuten Krankheitsphase »gefesselt«, sondern ebenso die Betroffenen selbst und auch ihre Angehörigen. Passive Aktivität bedeutet dann unter Umständen, Klient*innen gegen ihren eigenen Willen Unterstützung zu entziehen, worauf diese im ungünstigen Fall mit Ärger oder Regression reagieren – möglicherweise aber auch mit zunehmender Aktivität.

Vor allem in Gruppen spüren professionell Tätige einen großen Druck zur Gestaltung und auch zur »Unterhaltung«. Passive Aktivität in der gruppentherapeutischen Arbeit bedeutet stattdessen, sehr sensibel für die Gruppenprozesse zu sein, unangenehme Stimmungen oder Ratlosigkeit auszuhalten, Gruppenabläufe weniger zu planen und Offenheit für neue und unerwartete Ideen zu beweisen.

ZEITMANAGEMENT Der Recoveryansatz lehrt uns zudem andere Zeithorizonte, als sie gewöhnlich in psychiatrischen Einrichtungen reflektiert werden. Während dort oft in Wochen oder Monaten gedacht wird, geschehen Genesungsprozesse oft eher in Jahren oder gar in Jahrzehnten. So zeigt eine Befragung von genesenen Borderlinebetroffenen, dass ihre Gesundungswege zumeist ein Jahrzehnt oder länger gedauert haben (Knuf 2012). Mitarbeitende von psychiatrischen Einrichtungen sind oft dem zeitlichen Druck ausgesetzt, der von Krankenkassen oder anderen Geldgebern, von Vorgesetzten oder vom Mitarbeitenden selbst ausgeht. Dieser erschwert eher Genesungsprozesse, als dass er sie erleichtern würde.

*Als professionell Tätige neigen wir zum »Machen«. Empowerment und Recoveryförderung bedeuten häufig gerade, durch Nichthandeln die Eigenaktivität der Klient*innen zu ermöglichen. Manchmal ist Nichttun besser als Tun, nur »Dabeisein« besser, als schnelle Lösungswege zu suchen.*

Professionelle Hindernisse für Eigenaktivität

Viele psychiatrische Langzeiteinrichtungen sind so strukturiert, dass sie die Eigenaktivität ihrer Klientinnen und Klienten nicht fördern, sondern sogar behindern. Das widerspricht dem Anliegen der Institution und schadet in den meisten Fällen den Betroffenen. Ein wichtiger Schritt in der Förderung von Eigenaktivität besteht daher darin, die eigene Einrichtung (Tagesablauf, Regeln, Strukturen etc.) daraufhin zu untersuchen, welchen Einfluss sie auf die Aktivität der Klient*innen hat.

BEISPIEL

> Auf einer gerontopsychiatrischen Station wird das Essen im Tablettsystem »mundgerecht« angeliefert. Und das, obwohl viele Patientinnen und Patienten sehr wenig Beschäftigung haben und teilweise durchaus bereit wären, gemeinsam mit einer Köchin das Mittagessen zuzubereiten.

Mitarbeitende psychiatrischer Einrichtungen sprechen manchmal vom »Hotel Mama« oder vom »All-inclusive-Angebot«. Gemeint ist damit, dass den Klient*innen viele Dinge abgenommen werden, auch solche, die sie selbst ausführen könnten. Dadurch werden sie dann in einer Einrichtung nicht befähigt, den Alltag selbstständiger zu gestalten, sondern sie verlieren weitere Fähigkeiten. Beispielsweise kann ein hoher Anspruch an die Sauberkeit in einer Institution dazu führen, dass Mitarbeitende Reinigungsaufgaben für die Klient*innn übernehmen, wenn diese sie vernachlässigen. Die Klient*innen geraten zunehmend in eine regressive Position, trauen sich bestimmte Tätigkeiten nicht mehr zu oder erlernen Strategien, um Hilfepersonen dazu zu bewegen, für sie aktiv zu werden. Im Extrem ist dieser Zustand als Hospitalismussyndrom beschrieben worden. Vor allem ältere Klient*innen können sich in dieser Verfassung befinden.

SELBSTREFLEXION

> Wodurch behindert meine Institution die Eigenaktivität der Klient*innen? Wodurch würde ich mich selbst in meiner Eigenaktivität eingeschränkt fühlen, wenn ich Klientin oder Klient meiner Institution wäre?

Natürlich kann nicht nur die Institution die Eigenaktivität von Klient*innen behindern, sondern auch die Art und Weise, wie die dortigen Mitarbeitenden ihnen umgehen. Die Persönlichkeit der Helfenden entscheidet maßgeblich darüber, inwieweit Empowerment ermöglicht oder behindert wird. Das ist ein ganz normaler Prozess, der nicht nur in psychiatrischen Einrichtungen geschieht. Dies kommt in allen Situationen vor, in denen Menschen zusammenkommen, beispielsweise im privaten Umfeld und im Kontakt zwischen Eltern und ihren Kindern. Für die empowermentorientierte Arbeit ist es wichtig, mehr Wachsamkeit und Reflexion für diese »Fallen« zu entwickeln und sich als Mitarbeiter oder Mitarbeiterin darum zu bemühen, sie zu überwinden. Beispielsweise wird Eigenaktivität behindert, wenn Mitarbeitende:

- die Kontrolle über die Situation behalten möchten (»Nur so, wie ich es im Kopf habe, ist es richtig«);
- Passivität schlecht ertragen können, ihnen das Zuschauen schwerfällt, sie immer etwas »zu tun« haben müssen (»Ich mach das mal schnell«);
- Langsamkeit oder Fehlerhaftigkeit schlecht ertragen können (»Anders geht das viel besser«);
- ungeduldig oder zu ehrgeizig sind und Veränderungsschritte »erzwingen« wollen;
- denken, den Klient*innen etwas nicht »antun« zu können, und selbst aktiv werden (»Dem geht's doch schlecht, da kann ich ihm das doch wohl schnell mal abnehmen«);
- es als zu anstrengend empfinden, sich auf Diskussionen mit den

Klient*innen einzulassen, und ihnen eine Aufgabe daher lieber abnehmen (»Letztes Mal habe ich auch schon so lange mit ihm darüber diskutiert, das tue ich mir nicht noch mal an«);

- aktiv werden, weil Klient*innen die Aktivität wünschen und sie diesem »gefallen« möchten;
- das Gefühl haben, für ihr Geld etwas leisten zu müssen;
- nicht genug Zeit haben und etwas dann lieber schnell selbst machen.

MOTIVATION Gemeinhin sind wir Fachleute uns einig: Eine der Hauptschwierigkeiten in der psychiatrischen Arbeit besteht in der fehlenden Motivation der Klient*innen. Diese sind nicht oder nur wenig bereit, an bestimmten Therapieprogrammen teilzunehmen oder Eigenaktivität zu entfalten. Schnell heißt es dann: »Die ist ja gar nicht motiviert.« Wir erklären das Scheitern unserer Intervention dann mit einer mangelnden Motivation, womit der fehlende Wille des Gegenübers gemeint ist. Damit sind wir professionell Tätige »fein raus«. Wir müssen unsere Intervention nämlich nicht daraufhin hinterfragen, ob sie wirklich die Bedürfnisse der Klienten trifft, sondern geben letztlich einseitig ihnen die »Schuld« für das Misslingen eines Hilfeangebotes.

Doch ganz so einfach ist es nicht, denn es gibt überhaupt keine unmotivierten Klienten. Menschen sind immer motiviert, die Frage ist nur, wozu! Wenn wir sagen: »Der ist ja gar nicht motiviert«, dann meinen wir damit: »Die möchte nicht machen, was wir für sinnvoll halten.« Viele psychiatrische Klient*innen wenden sehr viel Energie dafür auf, dass sie nichts tun müssen, passiv bleiben dürfen und sich in ihrem Leben nichts ändert. Auch das ist natürlich eine Form der Motivation, oft ist sie sogar sehr stark.

Es gibt keine unmotivierten Klienten, sondern die Frage ist immer: Wozu ist jemand motiviert?

Lange herrschte von professioneller Seite die Einschätzung, jemand sei entweder motiviert oder er sei es eben nicht, und eine professionelle Arbeit lohne sich eben nur mit jenen, die motiviert seien. Heute wird die Förderung der Veränderungsmotivation von Klient*innen als Aufgabe professioneller Arbeit verstanden. Diese Motivation steht oftmals nicht am Beginn eines Klienten-Helfenden-Kontaktes, sondern ist schon das Ergebnis, also ein Erfolg eines professionellen Bemühens. Das heißt: Die professionelle Person darf Motivation nicht erwarten, sondern braucht ein Konzept, wie sie gefördert werden kann.

Es gibt einige Grundbedingungen zur Förderung von Motivation. Die wichtigste ist wohl die, dass Motivation auf Freiwilligkeit und auf selbstgesetzten Zielen beruhen muss. Die meisten Menschen sind nur dann bereit, sich für etwas einzusetzen und zu engagieren, wenn sie es wirklich möchten. Zur Förderung der Eigenaktivität eines Klienten hat es daher oberste Priorität, herauszufinden, was die Person eigentlich möchte, woran ihr Herz hängt, was ihr wirklich wichtig ist im Leben. > Ressourcenorientierung, Seiten 32ff.

Viele Ziele von Klient*innen entsprechen nicht den von professioneller Seite verfolgten Zielen und sind nicht normkonform. Diese Ziele trotzdem zu akzeptieren und darüber Zugang zur Motivation der Klient*innen zu gewinnen, ist eine große Herausforderung für psychiatrisch Tätige.

BEISPIEL 1

Als »Ikarus vom Lautertal« hat in Süddeutschland der in jungen Jahren als schizophren diagnostizierte Gustav Mesmer einen hohen Bekanntheitsgrad erreicht. Der 1903 Geborene verbrachte insgesamt 35 Jahre in verschiedenen psychiatrischen Kliniken. Sein dringlichstes Interesse bestand darin, fliegende Fahrräder zu konstruieren, wovon ihn die Fachleute abzuhalten versuchten. In den Kliniken wurde dieses »Hobby« als krankhaft abgetan und unterbunden, sodass Gustav Mesmer nur Zeichnungen von Flugobjekten anfertigen konnte.

Im Jahr 1964 wurde er schließlich aus der Psychiatrie entlassen und kam in ein Altersheim. Dort richtete man ihm eine kleine Werkstatt ein, damit er seine Flugobjekte bauen konnte. Er wurde in der Region zunehmend bekannter, es fanden Ausstellungen statt, sein Lebensweg wurde in einem Film und einem Hörspiel adaptiert. Als Höhepunkt seiner Karriere wurde einer seiner kreativen Apparate ein viel bestaunter Mittelpunkt im deutschen Pavillon der Weltausstellung in Sevilla 1992 (weitere Informationen unter https://gustavmesmer.de).

BEISPIEL 2

Nach seiner ersten Psychose verlor Herr Kar seine Anstellung als Journalist bei der Lokalzeitung, einer Tätigkeit, der er mit großer Freude nachgegangen war. Daraufhin geriet er in eine schwere Depression. In seinem Umfeld und von professioneller Seite versuchte man ihn zu einer Umschulung zum Bürokaufmann zu bewegen. Herr Kar hatte zwar kein Interesse an dieser Tätigkeit, fügte sich aber dem Rehabilitationsvorschlag. Während der Umschulung kam es zu mehreren psychotischen Krisen, weshalb sie schließlich scheiterte und in einer Berentung mündete. Herr Kar engagierte sich anschließend ehrenamtlich bei einem Lokalradio und gehörte dort zu den tragenden Säulen. Sein Leben verlief mit dieser Tätigkeit weitestgehend krisenfrei.

Empowermentförderung bedeutet, die Interessen der Klient*innen so weit wie möglich aufzugreifen. Zu den selbst gesetzten Zielen gehört auch ein möglichst hohes Ausmaß an persönlicher Kontrolle während der Handlung und Zielerreichung. Natürlich gibt es Grenzen des »Mitgehens« durch professionell Tätige, auf die ich im Kapitel zur Selbstbestimmung ja bereits ausführlich eingegangen bin.

Thomas Bock (2017) betont, dass es in einer nutzerorientierten Behandlung in erster Linie die Fachpersonen sind, die sich »compliant« zu den Bedürfnissen des Betroffenen verhalten müssen, und nicht umgekehrt. > Grenzen der Selbstbestimmung, Seiten 42f.

Hilfreiche Fragen für Fallarbeit und Supervision:
Innere Barrieren

Es gibt innere und äußere Barrieren, die die Selbstbefähigung Betroffener behindern. So entscheidet das Krankheits- und Behandlungskonzept des betroffenen Menschen darüber, wie stark sein Eigenengagement sein wird. Es gibt viele Krankheitskonzepte, die Eigenaktivität und Selbstbefähigung nicht »erlauben«. Auch ein geringes Gefühl von Selbstwirksamkeit kann einer zunehmenden Eigenaktivität im Wege stehen.

- Welches Krankheitsverständnis hat die Person?
- »Erlaubt« dieses Krankheitsverständnis eine Selbstbefähigung?
- Welches Behandlungsverständnis hat die Person?
- Welche Beziehung zwischen professionell Tätigem und Betroffenem legt dieses Behandlungsverständnis nahe?
- Wie stark ist das Selbstwirksamkeitsgefühl der Person? Wodurch wird das Selbstwirksamkeitsgefühl gegenwärtig verringert? Wie kann es gefördert werden?
- Gibt es Traumatisierungen und erlernte Hilflosigkeit, durch die die Möglichkeiten zur Eigenaktivität eingeschränkt sind?

Gründe für Passivität

Menschen sind nicht grundlos passiv. Es gibt verschiedene Ursachen, warum sie ihre Eigenaktivität nicht entfalten können oder dies nicht wollen.

Erst wenn professionell Tätige die Gründe für die Passivität ihrer Klient*innen kennen, können sie Strategien entwickeln, um ihnen dabei zu helfen, selbst wieder aktiv zu werden. Der erste Schritt besteht deshalb in dem Verständnis davon, warum jemand passiv bleibt. Dabei wird davon ausgegangen, dass die Passivität der Klient*innen unter den gegebenen Bedingungen eine nachvollziehbare Strategie ist, andernfalls würde sie nicht beibehalten. Die Hintergründe der Passivität eines Menschen zu verstehen, ist wichtig, um ihm gegenüber nicht eine negative Grundeinstellung einzunehmen. Wenn wir uns das Verhalten unseres Gegenübers nicht erklären können, werden wir schnell dazu verleitet, ihm eine Absicht zu unterstellen (»Der will einfach nicht«, »Die macht das mit Absicht«) oder den Klienten als »faul« zu bewerten.

Viele Klientinnen und Klienten können danach befragt werden, was es ihnen schwer macht, aktiv zu werden, und wodurch ihnen eine Eigenaktivität erleichtert würde. Ein solches Gespräch ist aber nicht mit allen Klient*innen möglich, manchmal müssen die Hintergründe für die Passivität daher erschlossen werden. Es gibt viele Gründe für Passivität, folgende kommen häufig vor:

Fehlende Notwendigkeit: »Wenn ich's nicht mache, machen die anderen es eh für mich.« Kranken Menschen wird in unserer Gesellschaft viel abgenommen, das ist vor allem in akuten Krankheitszeiten auch sinnvoll. Häufig wird dieses Verhalten der sozialen Umgebung aber auf stabilere Zeiten ausgedehnt. Dadurch können dann die Fähigkeiten der Betroffenen und ihre Eigenaktivität reduziert werden. Das kann durch die psychiatrische Institution geschehen, es können aber auch die Angehörigen sein, die die Betroffenen entlasten möchten. Wichtig sind hier die Fragen: Wo werden der Klientin Dinge abgenommen, die sie selbst erledigen könnte? Und: Welche Tätigkeiten werden dem Klienten nicht mehr zugetraut, und stimmt es tatsächlich, dass er sie nicht mehr selbst erledigen kann?

Fehlende Perspektive: »Warum soll ich mich eigentlich so anstrengen?« Viele psychiatrische Klient*innen haben kaum eine Perspektive, jene Ziele in ihrem Leben zu erreichen, die ihnen eigentlich wichtig sind. Dazu gehört etwa eine Tätigkeit, mit der sie ihren Unterhalt selbst finanzieren können, eine längerfristige Partnerschaft oder die Gründung einer Familie. Wenn diese für fast alle Menschen bedeutungsvollen Wünsche und Ziele nicht erreicht werden können, kommt es zu einer grundlegenden Reduktion von Eigenaktivität.

Paternalistisches Beziehungsmodell: »Es ist doch klar, dass die anderen für mich entscheiden und handeln.« Viele, vor allem langjährige und ältere Klientinnen und Klienten sind in einem solchen Beziehungsmodell gefangen. Sie haben gelernt, dass ihre eigene Meinung sowie ihre eigenen Ziele und Wünsche nichts zählen. Ihr Selbstwirksamkeitsgefühl und ihr Selbstvertrauen sind sehr gering. Sie selbst fühlen sich schwach und machtlos, die anderen werden als stark und entscheidungsbefugt erlebt. Ein Betroffener sagte einmal: »Ich weiß auch nicht, was die Ärzte mit mir vorhaben. Ich muss einfach abwarten, wie es weitergeht.« Diese Haltung kann meist nur durch viele kleine Lernerfahrungen und die Ermutigung zu (zunächst kleinen) Entscheidungen und Eigenaktivitäten abgebaut werden.

Angst vor Veränderung: »Das Gegenwärtige kenne ich, alles andere ist neu für mich.« Wir Menschen sind »Gewohnheitstiere« und behalten gerne Verhaltensweisen bei, nur weil sie uns vertraut sind. Dies gilt selbst dann, wenn wir uns durch diese Verhaltensweisen selbst schädigen. Angst vor Veränderung kann so weit gehen, dass der Tagesablauf und jede Handlung minutiös geplant sind und dass kleinste Abweichungen bereits Angst verursachen. Auch hier ist die Ermutigung zu kleinen Schritten hilfreich. Beispielsweise kann ein Klient dazu ermutigt werden, seinen Spazierweg etwas zu verändern oder eine kleine Änderung in seinem Tagesablauf vorzunehmen. Dabei geht es um das generelle Trainieren von Flexibilität.

Ein weiterer Grund für Passivität und Fixierung auf Fremdhilfe ist die Verhaltensträgheit (»Ich kann mich einfach nicht aufraffen«), die allen Menschen bekannt sein dürfte. Passivität kann ferner durch ein Fähigkeitsdefizit (»Ich weiß einfach nicht, wie ich 's machen soll«)

verursacht sein. Das gilt wieder vor allem für langzeitkranke Personen, die selbst Routineaufgaben wie das Bedienen einer Kaffeemaschine nicht mehr beherrschen. Oft sind es auch unerwünschte Wirkungen der Medikamente, die zu Passivität führen. Erwähnt habe ich schon die Wichtigkeit von Gefühlen. Scham und Angst führen oft zu sozialem Rückzug und Passivität. Aber auch ein fehlender Zugang zu angenehmen Empfindungen wie Freude führen vielfach zu Passivität. Habe ich keine angenehmen Empfindungen, etwa während einer depressiven Krise, so werde ich für meine Aktivität nicht »belohnt« und kann mich deshalb schwerer dazu motivieren. Mögliche weitere Gründe sind ein Informationsdefizit (»Ich durchschaue die Situation nicht«) oder ein Problem auf der Beziehungsebene zwischen Klientin und betreuender Person (»Was die will, mach ich noch lange nicht«). In den meisten Fällen gibt es »Ursachenbündel«, die die Eigenaktivität eines Menschen behindern. Beispielsweise fehlt die Notwendigkeit für Veränderung und die Klientin hat Angst vor Neuem. Bei vielen Klient*innen ist das Selbstwirksamkeitsgefühl gering ausgeprägt und wirkt sich auf ihre Aktivität aus.

SELBSTREFLEXION

Beantworten Sie die folgenden Fragen in Bezug auf einen Ihrer Klienten, der eher passiv erscheint, Ihnen aber durchaus sympathisch ist: Welche Gründe sehe ich für die Passivität meines Klienten? Wann und wie war mein Klient das letzte Mal aktiv? Warum konnte er in der Situation aktiv werden? Wie kann ich ihm helfen, solche Aktivitäten verstärkt auszuüben?

Jeder Mensch, der selbst nicht aktiv wird, hat gute Gründe für dieses Verhalten. Ohne ein Verständnis für die Ursachen der Passivität lässt sich ein hilfreiches professionelles Vorgehen schwer planen.

Hilfreiche Fragen für Fallarbeit und Supervision: Selbsthilfe statt Fremdhilfe!

Bei jedem konkreten Problem der Erkrankten stellt sich die Frage, ob sie dieses Problem allein lösen können oder ob Fremdhilfe erforderlich ist. Wenn Fremdhilfe nötig erscheint, gilt es zu entscheiden, ob den Betroffenen bestimmte Probleme abgenommen werden sollten, weil sie sie nicht allein lösen können (»einspringende Fürsorge«), oder ob sie Beratung und Training zur Lösung der Probleme benötigen (»vorauseilende Fürsorge«). Es gilt der Grundsatz: »So viel Selbsthilfe wie möglich, so viel Fremdhilfe wie nötig.«

- Hatte der Betroffene dieses Problem schon einmal, und wie hat er es damals gelöst?
- Was tut die Betroffene, damit dieses Problem nicht noch schlimmer wird?
- Warum löst diese Person das Problem nicht allein?
- Welche Fähigkeiten sind erforderlich, um dieses Problem zu lösen bzw. besser zu bewältigen? Sind diese Fähigkeiten vorhanden? Wenn »Ja«: Werden sie eingesetzt? Wenn nicht eingesetzt: Wodurch werden sie behindert? Wie kann der Betroffene unterstützt werden?
  Wenn »Nein«: Können diese Fähigkeiten gefördert werden? Was ist dazu erforderlich?
- Welche äußeren Ressourcen hat die Betroffene, die mobilisiert werden könnten? Ist dazu professionelle Hilfe erforderlich?
- Erscheint Fremdhilfe erforderlich? Aus der Sicht der Betroffenen? Aus der Sicht der Helfenden?
- Was wäre entmündigende Fremdhilfe bei diesem Problem?
- Was wäre befähigende Fremdhilfe bei diesem Problem?
- Welche Selbstbeteiligung der Betroffenen ist möglich?
- Ist die Betroffene in der Lage, die nötige Fremdhilfe einzufordern?

- Was wäre eine »maximale Intervention« (viel Fremd-, wenig Selbsthilfe) bei diesem Problem?
- Was wäre eine Standardintervention bei diesem Problem?
- Was wäre eine »minimale Intervention« (viel Selbst-, möglichst wenig Fremdhilfe) bei diesem Problem?
- Durch welche Interventionen hat das psychiatrische System bisher zum Verlust von Selbsthilfefähigkeiten beigetragen?
- Durch welche Interventionen hat das psychiatrische System bisher zur Chronifizierung beigetragen?

Individuelle Selbsthilfe und Selbsthilfe in Gruppen

Niemand ist psychischen Krisen hilflos ausgeliefert. Alle betroffenen Menschen haben zahlreiche Selbsthilfemöglichkeiten, um sich vor weiteren Krisen, belastenden Symptomen oder negativen Folgen einer Erkrankung zu schützen. Die klassische Psychiatrie hat die Selbsthilfemöglichkeiten psychisch kranker Menschen lange Zeit vernachlässigt, und auch heute erhalten Klient*innen oft sehr wenig Unterstützung, um die eigenen Selbsthilfemöglichkeiten nutzen zu können. Heute wissen wir durch die Studien zur Bewältigungsforschung: Jeder Mensch, der von psychischen Schwierigkeiten betroffen ist, versucht etwas dagegen zu tun. Ausnahmen davon gibt es nur, wenn die psychischen Veränderungen als positiv empfunden werden oder große Vorteile für den Betroffenen haben (»sekundärer Krankheitsgewinn«).

Es gibt zahlreiche Formen der persönlichen Selbsthilfe, etwa Ablenkung, körperliche Aktivität, Schlaf oder verschiedenste Arten von Entspannungsübungen. Daneben gibt es Selbsthilfestrategien, die auf einzelne Symptome abzielen: Beispielsweise hört ein Klient sehr laut Musik, um seine psychotischen Stimmen zu übertönen, oder eine Klientin malt sich mit einem roten Stift Striche auf den Unterarm, um den Eindruck von fließendem Blut nachzuempfinden und sich so vor einer Selbstverletzung zu schützen. Einige Bewältigungsstrategien führen kurzfristig zu einer Erleichterung, haben aber längerfristig negative Folgen, zum Beispiel sozialer Rückzug oder Alkohol- und Drogenkonsum als Schutz vor psychotischem Erleben.

Den individuellen Selbsthilfemöglichkeiten auf der Spur

Selbsthilfe bedeutet nicht, dass professionell Tätige dabei keine Aufgabe hätten. Im Gegenteil können sie durch ihr Verhalten ganz entschieden Selbsthilfe erleichtern – oder behindern. Viele Klientinnen und Klienten brauchen zunächst eine Ermutigung, um sich überhaupt mit ihren individuellen Selbsthilfemöglichkeiten zu beschäftigen. Eine Klientin erzählt: »Mein Arzt sagte mir: ›Da können Sie selbst gar nichts machen, außer auf die Wirkung der Medikamente zu vertrauen.‹« Oder aber sie haben Strategien erprobt, die sich als nicht wirkungsvoll erwiesen, wodurch sich ihr Gefühl von Ohnmacht und Ausgeliefertsein noch verstärkt hat.

ANLEITUNGEN Psychiatrisch Tätige können Betroffenen helfen, die schon praktizierten Formen der Selbsthilfe stärker zu würdigen und damit zu festigen. Sie können zum Erproben von Selbsthilfemöglichkeiten ermutigen und Anregungen für spezifische Selbsthilfeformen geben. Ferner können sie den Personen helfen, »dranzubleiben«, den Mut nicht zu verlieren, auch wenn sich neu erprobte Wege nicht sofort als wirkungsvoll erweisen.

Verschiedene Fragen bieten den Betroffenen Anregungen, um sich über die eigenen Selbsthilfemöglichkeiten Gedanken zu machen. Dabei sollte auch reflektiert werden, ob Krisen für die betroffene Person eine Anziehung haben und ob ein Leben ohne weitere Krisen eine Erleichterung wäre oder eventuell auch »etwas« fehlt. Für manische Klientinnen und Klienten beispielsweise sind die Episoden teilweise auch attraktiv. Das gilt ebenso für manche schizophrene Krisen: »Möchten Sie auf Ihre psychischen Krisen überhaupt verzichten? Was erleben Sie eventuell positiv und hat daher auch eine Anziehung für Sie? Was möchten Sie nicht mehr erleben?« Es gibt beispielsweise viele manische Klient*innen, die auf bestimmte Erlebnisweisen nicht verzichten möchten. Wird das nicht vorab geklärt, gelingt die weitere

Erarbeitung von Selbsthilfe nicht. Um schon praktizierte Strategien zu sammeln, sind möglichst konkrete Fragen hilfreich. Also nicht: »Was tun Sie, um sich vor Krisen zu schützen?«, sondern: »Was haben Sie das letzte Mal getan, als die Stimme wieder so laut wurde?«

In einem ersten Schritt sollten bereits genutzte Selbsthilfemöglichkeiten gesammelt werden, auch jene, die schon vor längerer Zeit einmal erfolgreich praktiziert wurden, eventuell aber in Vergessenheit geraten sind. Wichtig ist es, auch jene Verhaltensweisen zusammenzutragen, die sich nur als kurzfristig hilfreich, längerfristig aber als schädlich erwiesen haben. In einem zweiten Schritt können Anregungen für weitere Selbsthilfeformen gegeben werden. Dies kann etwa durch Vorschläge geschehen oder durch Berichte von anderen Betroffenen, entweder in schriftlicher Form oder im Rahmen von Gruppengesprächen. Die Frage »Was können Sie selbst tun, um sich vor diesem und jenem Symptom zu schützen?« ist sehr sinnvoll, um die bereits vorhandenen Selbsthilfeideen aufzuspüren. Sie darf aber nicht zugleich Anfang und Ende der Suche nach Möglichkeiten bleiben, sondern muss durch Ideen der Fachpersonen oder anderer Betroffener ergänzt werden. Ergebnis einer solchen »Schatzsuche« kann eine schriftliche Aufstellung von sinnvollen Bewältigungsstrategien sein.

Solche Strategien können nur durch Erfahrung erarbeitet werden, das heißt, verschiedene Verhaltensweisen müssen erprobt werden, eventuell auch öfter, um sie in ihrer Wirksamkeit besser einschätzen zu können.

Viele Selbsthilfemöglichkeiten sind störungsspezifisch

Die Unterstützung beim Erkennen und Nutzen von Selbsthilfemöglichkeiten setzt bei der Fachperson viel Know-how voraus. Zunächst muss sie wissen, welche Strategien überhaupt existieren. Ferner sind

Kenntnisse darüber erforderlich, wie Klienten und Klientinnen am besten beim Erkennen und Nutzen ihrer Möglichkeiten unterstützt werden. Diese Aufgabe ist alles andere als einfach, denn viele Selbsthilfeelemente sind störungsspezifisch, sodass ein umfangreiches Wissen über die Bewältigungsmöglichkeiten der jeweiligen Störung erforderlich ist. Anhand der Störungsbilder Psychosen, Borderline, Stimmenhören und Panikattacken lässt sich gut zeigen, wie unterschiedlich die möglichen Selbsthilfestrategien sein können.

Viele Selbsthilfemöglichkeiten sind störungsspezifisch und setzen daher auf professioneller Seite Wissen über die jeweiligen Handlungsmöglichkeiten voraus.

PSYCHOSEN Psychoseerfahrene Menschen haben sehr viele Selbsthilfemöglichkeiten, um sich vor weiteren Krisen zu schützen oder um Symptome als weniger belastend zu erleben (Knuf & Gartelmann 2020). Oftmals verlaufen psychotische Zuspitzungen nach speziellen Mustern. Beispielsweise geriet ein junger Goldschmied mehrere Jahre nacheinander kurz vor den Weihnachtsfeiertagen in eine psychotische Krise. Der Grund dafür war der für ihn unerträgliche berufliche Stress in der Vorweihnachtszeit. Wichtig ist es, solche Muster zu erkennen und neue Verhaltensweisen zu planen, um sich davor zu schützen. Die wohl wirkungsvollste Form der Selbsthilfe ist das Erkennen von Frühwarnzeichen im Vorfeld psychotischer Episoden. Mehr als zwei Drittel aller psychoseerfahrenen Menschen und noch mehr Angehörige nehmen Veränderungen bereits vor psychotischen Krisen wahr. Gelingt es, diese Frühwarnzeichen zu erkennen und darauf angemessen zu reagieren, so lassen sich psychotische Zuspitzungen abschwächen und Klinikaufenthalte vermeiden.

»Wieso sind Frühwarnzeichen bei Psychoseklient*innen so wichtig?«

Fachpersonen müssen zunächst wissen, welche Frühwarnzeichen es bei Psychosen geben kann. Mittlerweile gibt es zahlreiche entsprechende Listen. Die umfangreichste wurde von der Gruppe »Selbstchecker« im Bundesverband der Psychiatrie-Erfahrenen entwickelt (dazu auch Knuf & Gartelmann 2020). Solche Listen sind sehr hilfreich, weil das eigenständige Erinnern von Frühwarnzeichen ausgesprochen schwierig ist. Wenn ich eine Klientin frage: »Welche Veränderungen nehmen Sie vor einer Krise wahr?«, dann erhalte ich möglicherweise die Antwort: »Das kommt bei mir wie aus heiterem Himmel.« Gebe ich ihr hingegen eine Liste und bitte sie, jene Veränderungen anzukreuzen, die sie bei sich selbst bereits beobachtet hat, so erkennt sie wahrscheinlich mehrere Anzeichen wieder. Auch die Arbeit in Gruppen (Selbsthilfegruppen ebenso wie psychoedukative Gruppen) hat sich für das Thema »Frühwarnzeichen« bewährt.

BORDERLINE Auch Borderlineklient*innen haben verschiedenste Selbsthilfemöglichkeiten (Knuf & Tilly 2018). Ähnlich wie psychoseerfahrene Menschen können sie durch eigene Strategien krisenhafte Zuspitzungen vermeiden. Darüber hinaus haben sie die Möglichkeit, in akuten Krisensituationen Symptomverhalten zu vermeiden.

Beispielhaft sei dazu der sogenannte Notfallkoffer erwähnt, der auch im Rahmen der Dialektisch-Behavioralen Therapie (DBT) Anwendung findet. Der Notfallkoffer enthält real vorhandene Dinge, die die Betroffenen Schritt für Schritt zusammentragen und an einem für sie gut erreichbaren Ort aufbewahren. Der Notfallkoffer kann unter anderem Dinge zur Ablenkung, zum Wohlfühlen, zur Beruhigung oder zur Entspannung beinhalten. Ferner kann er auch Hilfen für akute Hochstresssituationen enthalten, die sonst häufig zu Symptomverhalten wie Selbstverletzungen führen. Vielen Betroffenen helfen in diesen Situationen intensive Sinnesreize wie etwa:

- Geruch: Ammoniak, Duftöle;
- Geschmack: Chilischote, scharfe Gummibärchen;

- Tastsinn: Igelball;
- Temperatur: Coldpacks oder Eiswürfel.

Bei der Erarbeitung eines Notfallkoffers werden möglichst jene Selbsthilfestrategien zusammengetragen, die die Betroffenen bereits eigenständig entwickelt haben. Anschließend werden von professioneller Seite Anregungen für weitere Hilfsmittel gegeben.

BEISPIEL

> Frau Peh betrinkt sich vornehmlich in Situationen, in denen sie sich von allen ihr wichtigen Menschen verlassen fühlt. In diesem intensiven Verlassenheitsgefühl kann sie sich nicht mehr vorstellen, dass ihre Freunde überhaupt noch existieren. In den Notfallkoffer hat sie daher Fotos ihrer Freunde getan, ferner Briefe und Telefonnummern. Ihr ist es bereits mehrere Male gelungen, den Notfallkoffer zu nutzen, anstatt sich wieder übermäßig zu betrinken.

Daneben gibt es zahlreiche Selbsthilfeformen, um mit spezifischen Symptomen oder Erlebnisweisen möglichst konstruktiv umgehen zu lernen. Beispielsweise haben viele Betroffene gelernt, Wutausbrüche zu vermeiden, indem sie frühzeitig ihre Wut ausdrücken, ohne sich oder andere dabei zu schädigen. Hilfreich kann etwa ein Boxsack im Keller sein oder körperliche Aktivität. Auch zur Bewältigung von Dissoziationen haben viele eigene Bewältigungsformen entwickelt, etwa das Abklopfen des Körpers, ein Igelball oder das Berühren von Gegenständen in der Umgebung.

STIMMENHÖREN Durch die Stimmenhörerbewegung wissen wir heute, dass etwa 3 Prozent der Bevölkerung irgendwann in ihrem Leben Stimmen hören, nur ein Teil von ihnen hat deshalb aber eine psychische Erkrankung. Vor allem Menschen, die gut mit ihren Stimmen zurechtkommen, haben verschiedene Strategien entwickelt, um den negativen Einfluss zu reduzieren. Stimmenhörende Menschen können es beispielsweise lernen, diese Stimmen zu begrenzen. Sie werden dabei nicht weggedrängt, sondern kontrolliert. Die Kontrolle erfolgt etwa, indem den Stimmen Redezeiten eingeräumt werden und der Betroffene ihnen außerhalb der vereinbarten Redezeiten nicht mehr zuzuhören versucht.

Eine andere Strategie besteht darin, Stimmen zu externalisieren. Die Stimme erhält einen Namen, um mit ihr in einen Dialog treten zu können. Dadurch wird ein Abstand zur Stimme erleichtert. Ferner machen viele Betroffene die Erfahrung, dass es für sie hilfreich ist, den Bedeutungszusammenhang der Stimmen zu verstehen. Die Inhalte werden nicht als »verrückt« aufgefasst, sondern als Ausdruck innerer Konflikte oder aktueller Themen.

ANGST UND PANIK Selbsthilfe ist eine der wichtigsten Formen der Bewältigung von Panikstörungen überhaupt (Forsyth & Eifert 2018). Panik tritt oft in Situationen auf, in denen sich den Betroffenen keine Unterstützung bietet, sie sind also mit der Panik »allein«. Sie können aber lernen, aufkommende Panikanfälle abzufangen. Viele haben ein intuitives Wissen, dass eine Konfrontation mit der angstauslösenden Situation wichtig ist, um den eigenen Aktionsradius nicht immer weiter einzuschränken. Sie praktizieren Entspannungstechniken, um ihr Stressniveau zu senken und sich so vor aufkommenden Angstanfällen zu schützen. In der Paniksituation versuchen sich viele durch Selbstberuhigung zu helfen. Wie bei anderen Störungsbildern auch, so gibt es bei Angststörungen Selbsthilfestrategien, die zwar kurzfristig hilfreich, längerfristig aber schädigend sind. Eine Betroffene hatte so stark Angst vor Menschenansammlungen, dass sie nicht mehr einkaufen gehen konnte. Sie bat ihre Freundin, sie zu begleiten. So konnte sie zwar wieder zum Einkaufen gehen, längerfristig führte es aber dazu, dass sie ohne Begleitperson gar nicht mehr aus dem Haus ging.

Die hier genannten Selbsthilfemöglichkeiten der jeweiligen Klientengruppe sind nur beispielhaft und können umfangreich ergänzt werden. Der Überblick dürfte aber gezeigt haben, dass die Formen der Selbsthilfe sehr von der zugrunde liegenden psychischen Schwierigkeit abhängen.

SELBSTREFLEXION

> Zu welchen Störungsbildern sind Sie ausreichend über Selbsthilfemöglichkeiten informiert? Zu welchen Störungsbildern würden Sie sich gerne weiter informieren? Sehr hilfreich dafür ist das Buch *Irre verständlich* (2023) von Matthias Hammer und Irmgard Plößl.

In den letzten Jahren wurden zahlreiche Materialien entwickelt, die Betroffenen helfen, ihre eigenen Selbsthilfemöglichkeiten zu erkennen und zu nutzen. So gibt es den Selbsthilfebogen für Stimmenhörer, den Vorsorgebogen für Psychoseerfahrene und den Selbsthilfebogen für Borderlinebetroffene. Auch von Betroffenenseite wurden verschiedene Materialien erstellt.

Selbsthilfe wird heute vielfach auch durch diverse Onlinekurse und durch die verschreibungspflichtigen Digitalen Gesundheitsangebote möglich (Hintenberger 2026). Diese sogenannten DiGAs können von jedem Arzt für einen bestimmten Zeitraum verschrieben werden und unterstützen Betroffene dabei, eigene Einflussmöglichkeiten auf ihr Befinden, ihre Krisen und ihre Krankheitssymptomatik zu nutzen.

»Digitale Gesundheitsangebote«

Selbsthilfe in Gruppen

Selbsthilfe in Gruppen stellt eine wichtige Unterstützungsform dar. Allein in Deutschland gibt es geschätzte 70.000 bis 100.000 Selbsthilfegruppen, davon etwa 5.000 Gruppen zu psychischen

Erkrankungen (Matzat 2004). Studien zeigen, dass Selbsthilfegruppen besonders wirkungsvoll sind, weil sie Betroffenen vermitteln, mit ihrem Problem nicht allein zu sein. Betroffene unterstützen sich dadurch gegenseitig, außerdem dienen die Gruppen als Informationsbörse zur Erkrankung und zu adäquaten Hilfemöglichkeiten. Sehr verbreitet sind Selbsthilfegruppen zu den häufigen Störungsbildern wie Sucht, Angststörungen oder Depressionen. Viele dieser Gruppen wurden schon in den 1980er-Jahren gegründet. Auch die zahlreichen Gruppen für Angehörige haben in dieser Zeit ihren Ursprung. Selbsthilfegruppen für Menschen mit Psychosen oder Persönlichkeitsstörungen sind seltener und entstanden erst in den Neunzigerjahren. In der letzten Zeit haben sich auch Selbsthilfegruppen zu Krankheitsbildern gegründet, die selten sind oder weiterhin stark stigmatisiert werden, beispielsweise zu Trichotillomanie oder zur Borderlinestörung.

In vielen Regionen gibt es Selbsthilfezentren, die Betroffenen oder Betroffenengruppen beim Aufbau und Erhalt einer Gruppe behilflich sind. Die Vernetzung in Deutschland hat NAKOS übernommen, die Nationale Kontakt- und Informationsstelle zur Anregung und Unterstützung von Selbsthilfegruppen (Internet: www.nakos.de). Durch das Internet haben sich die Angebote für Selbsthilfegruppen massiv ausgeweitet. Es gibt heute auch für sehr seltene Erkrankungen oder Problemlagen Online-Selbsthilfegruppen, die entweder über NAKOS oder über eine Internetrecherche gefunden werden können.

Auch wenn professionell Tätige keine Selbsthilfegruppen gründen können, so haben sie doch die Möglichkeit, als »Geburtshelfer« an der Entstehung mitzuwirken. Dies geschieht beispielsweise, wenn sie die Idee der Gründung verbreiten oder Publikationen mit entsprechenden Hinweisen weitergeben. In Regionen, in denen noch keine Selbsthilfegruppe existiert, können Selbsthilfegruppen aus anderen Regionen zu Veranstaltungen eingeladen werden, um von ihren

Erfahrungen zu berichten und möglicherweise den Funken für die Gründung einer lokalen Gruppe zu schlagen. Einige Gruppen wünschen explizit keinen Kontakt zur professionellen Seite, beispielsweise viele Gruppen psychoseerfahrener Menschen. Andere, etwa Gruppen depressiver Menschen oder von Borderlinebetroffenen, erleben die Unterstützung durch Fachpersonen als hilfreich und bitten Fachpersonen sogar ausdrücklich, sie als Coach zu unterstützen.

BEISPIEL

> Zwei Borderlinebetroffene möchten eine Selbsthilfegruppe gründen und bitten eine Sozialpädagogin des lokalen Sozialpsychiatrischen Dienstes, sie dabei zu unterstützen. Anfänglich ist die Fachperson bei allen Treffen dabei und hilft, die Gruppenregeln und das Schema für den Ablauf der Abende zu erarbeiten. Nach sechs Treffen gibt sie erstmals die Moderation an eine Teilnehmerin ab. Nach drei Monaten entschließt sich die Gruppe, die unterstützende Fachperson zu bitten, nur noch einmal monatlich dabei zu sein. Dies funktioniert jetzt schon seit über einem Jahr ohne größere Probleme.

Bestehende Gruppen können von professioneller Seite auf vielfache Weise gefördert werden. So brauchen die Gruppen organisatorische Unterstützung wie Hilfe bei der Öffentlichkeitsarbeit, bei der (möglichst kostenlosen) Raumnutzung, bei Kopierbedarf etc. Es ist zudem wichtig, dass Fachpersonen ihre Klient*innen über bestehende Gruppen informieren. Selbsthilfegruppen sollten die Möglichkeit erhalten, ihre Informationen am schwarzen Brett einer Einrichtung aufzuhängen, Informationsmaterialien auszulegen, in der Hauszeitschrift oder auf der Webseite auf sich aufmerksam zu machen. Flyer von Selbsthilfegruppen gehören in jedes gute Beratungszimmer.

BERATUNG VON GRUPPEN Ferner brauchen die Gruppen manchmal beraterische Unterstützung. Von Fachseite kann Supervision angeboten werden oder Mittel werden bereitgestellt, um diese finanzieren zu können. Fachliche Beratung setzt eine hohe Vertrautheit mit der Selbsthilfebewegung und ihrer besonderen Situation voraus. All diese Hilfen sollten den Gruppen natürlich nicht aufgedrängt werden und sie dürfen keinesfalls verwendet werden, um gezielt Einfluss auf die Gruppen auszuüben.

Natürlich haben auch Selbsthilfegruppen ihre Grenzen und »Risiken und Nebenwirkungen«. So erleben nicht alle betroffenen Menschen den gegenseitigen Austausch als Bereicherung. Manche haben das Gefühl, nur noch mehr auf ihre Problematik gestoßen zu werden. »Mir ging es nach der Gruppe immer schlechter als vorher. Nach einem Jahr bin ich dann nicht mehr hingegangen«, erzählt eine ehemalige Teilnehmerin. Selbsthilfegruppen funktionieren dann gut, wenn es in vielfältiger Weise eine gute Balance gibt: zwischen Problemgesprächen einerseits und gegenseitiger Ermutigung andererseits, zwischen Teilnehmenden, die momentan stark mit ihren Schwierigkeiten beschäftigt sind, und anderen, die gegenwärtig eher psychisch stabil sind.

Betroffene sollten nicht zur Teilnahme an Selbsthilfegruppen gedrängt werden. Die Teilnahme setzt die innere Bereitschaft voraus und auch die Fähigkeit zu einem hinreichenden Maß an Selbstverantwortung. Werden Betroffene gedrängt, so kann dies Reaktanz oder bloße Anpassung fördern. Teilnehmende, die von Fachpersonen »geschickt« werden, können eine Selbsthilfegruppe an ihre Grenzen bringen. Jede Gruppe ist darauf angewiesen, dass genügend Mitglieder ein hinreichendes Maß an Eigenmotivation und Selbstverantwortung haben, ansonsten werden die übrigen schnell überfordert.

Hilfreiche Fragen für Fallarbeit und Supervision: Selbsthilfestrategien

- Welche Selbsthilfestrategien hat der Klient früher schon mal ausprobiert, die für ihn hilfreich waren (»Was hat Ihnen früher gutgetan?«)?
- Was tut er gegenwärtig und ist hilfreich (»Was tut Ihnen heute gut?«)?
- Welche zusätzlichen Strategien fallen der Klientin ein (»Was könnten Sie sonst noch ausprobieren?«)?
- Welche weiteren Anregungen gibt es für sie von professioneller Seite (»Ich habe auch noch Anregungen, die ich Ihnen gerne geben würde«)?

Informationen vermitteln

Nur wer seine Lebenssituation durchschaut und hinreichend informiert ist, kann Empowerment entfalten. Nur wer um die Möglichkeit der Genesung weiß, wird sich dafür einsetzen. Informationsvermittlung und Aufklärung sind daher wichtige Elemente einer empowerment- und recoveryfördernden Arbeitsweise. Informationsvermittlung ist im psychiatrischen Alltag an vielen Stellen erforderlich: Aufklärung über die Diagnose, Informationen über die aktuelle Behandlung oder mögliche Alternativen, Aufklärung über die Rechte als Klient*in oder Anspruchsberechtigte*r sowie Informationen über alltägliche Dinge, etwa in einem Wohnheim.

Im Alltag ist oftmals zu beobachten, dass Klient*innen wichtige Informationen vorenthalten werden. Beispielsweise wird ein Patient auf einer Akutstation nur unzureichend über Nebenwirkungen von Medikamenten oder über Behandlungsalternativen aufgeklärt. Bei der Bewohnerin eines Wohnheims wird die Medikation geändert, ohne dass dies mit ihr hinreichend besprochen wurde. Ein Patient einer Rehabilitationsstation soll sein Zimmer mit einem anderen Patienten tauschen und erfährt dies erst zehn Minuten vor dem »Umzug«. Auch lässt sich beobachten, dass Patient*innen so informiert und »aufgeklärt« werden, dass sie wenig oder nichts verstehen: Informationen sind nicht angekommen und die Betroffenen können sie nicht nutzen. Nutzerbefragungen ergeben immer wieder, dass Klientinnen und Klienten vor allem eine fehlende Aufklärung über unerwünschte Wirkungen von Medikamenten und über Behandlungsmöglichkeiten beklagen.

Erhält jemand *zu wenige Informationen,* dann kann das zu einer unnötigen Verunsicherung führen. Zum Beispiel wird eine Klientin nicht hinreichend über unerwünschte Medikamentenwirkungen informiert und gerät in ein Panikgefühl, als es bei ihr plötzlich zu unkontrollierbaren Muskelkrämpfen kommt. Doch auch *Informationen im Übermaß* können verunsichern. Wichtiges kann dann nicht mehr von Unwichtigem unterschieden werden, wodurch es erschwert wird, Zusammenhänge zu verstehen und angemessen zu handeln. Dasselbe gilt für *unverständlich vermittelte Informationen,* die ein zunehmendes Gefühl von Hilflosigkeit bewirken können, etwa wenn der Betroffenen verschiedene Begriffe für ihre Diagnose mitgeteilt werden. *Falsche Informationen* schließlich können das Vertrauensverhältnis zum Therapeuten erschüttern und Informationen zum *falschen Zeitpunkt* können einen Rückzug oder sogar einen Abbruch der Beziehung bewirken und Emotionen aktivieren, die vom Betroffenen nicht bewältigt werden können.

Informationsvermittlung und Aufklärung sind nicht nur unter dem Empowermentblickwinkel sinnvoll, sondern Betroffene haben auch einen Rechtsanspruch darauf. Eine Behandlung darf außer in akuten Ausnahmefällen nur mit Zustimmung der Patient*innen erfolgen. Damit diese aber wirklich in der Lage sind, ihr »wohlinformiertes Einverständnis« zu geben, müssen sie zuvor über ihre Erkrankung, über die Behandlungsmethoden, über Risiken wie Nebenwirkungen und über Behandlungsalternative aufgeklärt worden sein. Diese Aufklärung muss darüber hinaus dokumentiert werden. Die Ärztin haftet dem Patienten gegenüber für Schäden infolge mangelnder Aufklärung. Nur in sehr seltenen Ausnahmefällen darf auf die Aufklärung verzichtet werden, und zwar dann, wenn eine übermäßige Belastung des Patienten zu befürchten ist. Eine vorübergehende psychische Belastung muss aber in Kauf genommen werden.

Nur wer seine Situation durchschaut und über angemessene Informationen verfügt, kann sein Empowerment entfalten.

Grundprinzipien von Aufklärung und Informationsvermittlung

Ziele der Aufklärung und Informationsvermittlung bestehen darin, dass Klientinnen und Klienten ein möglichst ausgeprägtes Gefühl von Kontrolle über ihre Situation erhalten, dass sie mithilfe der Informationen ihre Erkrankung besser bewältigen können und dass sie zu einer möglichst selbstbestimmten Entscheidung befähigt werden. Dazu ist eine ganze Reihe von Grundprinzipien zu beachten:

Wer aufklärt, ist dafür verantwortlich, dass er verstanden wird: Er muss eventuelle Beeinträchtigungen eines Patienten wie Konzentrationsstörungen, rasche Ablenkbarkeit oder ein niedriges intellektuelles Leistungsniveau bei der Aufklärung berücksichtigen (Sappok & Wehmeyer 2026). Auf keinen Fall dürfen diese Einschränkungen als Begründung dazu dienen, gänzlich auf eine Aufklärung zu verzichten. Auch Migrant*innen, die der deutschen Sprache kaum mächtig sind, haben ein Recht auf Aufklärung, ggf. müssen Dolmetschende hinzugezogen werden.

Aufklärung muss personenzentriert erfolgen: Unterschiedliche Menschen wünschen einen unterschiedlichen Grad an Information. Ein empowermentorientiertes Vorgehen bedeutet nicht zwangsläufig, viele oder gar »alle« Informationen weiterzugeben. Eine personenzentrierte Informationsvermittlung kann nur in einem wechselseitigen Gespräch stattfinden, in dem sich der professionell Tätige immer wieder des Anliegens und der Bedürfnislage der Betroffenen vergewissert.

Aufklärung dient der freien Entscheidungsfindung und nicht der Complianceförderung: Informationsvermittlung hat unter anderem die Funktion, die Klient*innen zu befähigen, eine eigene Entscheidung zu treffen (Kremer & Schulz 2020). In einer empowermentorientierten Vorgehensweise versuchen Fachpersonen nicht, die Klient*innen zu beeinflussen. Daher dürfen keine einseitigen

Informationen vermittelt werden, die vornehmlich der Complianceförderung dienen. Im Alltag geschieht das aber weiterhin immer wieder.

Aufklärung und Informationsvermittlung sind prozesshaft: In der Regel ist es nicht ausreichend, eine Patientin einmalig aufzuklären. Aufklärung ist vielmehr ein Prozess, der sich über eine längere Zeit, manchmal sogar über Jahre erstreckt. Wenn zu einem Zeitpunkt zu viele Informationen vermittelt werden, können diese nicht verarbeitet und verstanden werden. Beispielsweise ist oft zu beobachten, dass Klient*innen bei der Aufnahme in eine Klinik mit Informationen überhäuft werden, die sie in der für sie sehr herausfordernden Situation gar nicht aufnehmen können. Die Aufgabe ist also, in passenden Portionen zum richtigen Zeitpunkt zu informieren.

Informationsvermittlung ist immer emotional: Natürlich ist eine Information wie »Sie leiden an einer Erkrankung, die wir Schizophrenie nennen«, eine höchst emotionale Angelegenheit. Das muss berücksichtigt werden, andernfalls ist keine professionelle Aufklärung möglich. Psychiatrisch Tätige machen sich den emotionalen Gehalt der vermittelten Informationen zu wenig deutlich. Emotionen, die ausgelöst werden können, sind zum Beispiel Angst, Schamgefühle oder emotionaler Schmerz wie Trauer und Verzweiflung. Diese sollten gezielt angesprochen und erfragt werden; und wenn sie auftreten, sollte den Gefühlen genügend Raum gegeben werden.

ÜBUNG

Schließen Sie die Augen. Stellen Sie sich vor, dass Ihnen ein Arzt gegenübersitzt und Ihnen beispielsweise sagt: »Sie haben eine Krankheit, die wir Schizophrenie nennen.« Spüren Sie in Ihrem Körper, welche Reaktionen das bei Ihnen hervorruft. Welche Gefühle werden dadurch aktiviert?

Informationen sollen helfen, nicht schaden: Jede Information ist nur so gut, wie sie positive Konsequenzen für die Betroffenen enthält. Daher sind alle Informationen wichtig, die den Klient*innen Mut für die weitere Auseinandersetzung mit der Erkrankung machen. Beispielsweise sind nicht nur Wiedererkrankungsraten zu vermitteln, etwa um jemanden zum Einhalten der Medikation zu bewegen, sondern auch Gesundungsraten. Teilweise werden Krisenrisiken überzogen dargestellt, um die Klient*innen zu einer freiwilligen Medikation zu bewegen. Auf Begriffe, die negative Bilder hervorrufen, sollte weitgehend verzichtet werden. > Medikamenteninformation, Seiten 70f., 75, 118

Keine Informationsvermittlung ohne Informationsaustausch: Letztlich ist der Begriff der Informationsvermittlung irreführend, es handelt sich nämlich eigentlich um einen wechselseitigen Informations*austausch*. Wer informiert, sollte sehr daran interessiert sein, was der Betroffene selbst über seine Krankheit denkt, welches Krankheitsmodell er hat, welche Einflussmöglichkeiten er sieht. Wenn Informationen nur einseitig »vermittelt« werden, führt das oftmals dazu, dass das Gehörte nicht mit den eigenen Erfahrungen in Verbindung gebracht wird. Klient*innen können dann etwa das ihnen vermittelte Vulnerabilitäts-Stress-Bewältigungsmodell zum Verständnis ihrer Psychose wiedergeben, haben aber parallel dazu ihr eigenes subjektives Krankheitsmodell beibehalten und werden so natürlich zusätzlich verwirrt.

Damit Informationen ankommen

Es gibt allgemein gültige Prinzipien zur Informationsvermittlung, die das Aufnehmen und Erinnern von Informationen erleichtern. Diese Prinzipien sollten natürlich auch in der Arbeit mit psychisch erkrankten Menschen berücksichtigt werden. Leider wird in der Ausbildung der psychiatrischen Berufe kein großer Wert auf die Vermittlung solcher Fähigkeiten gelegt, vielmehr werden sie selbstverständlich vorausgesetzt. Wichtige Elemente sind:

- entspannte Atmosphäre schaffen, alles tun, was Angst reduziert,
- die Sprache der Klient*innen sprechen,

- Blickkontakt und Körpersprache nutzen,
- Fremdworte und Abkürzungen vermeiden,
- bildhafte Sprache verwenden,
- über ausgelöste Gefühle sprechen,
- kurze Sätze, wenig Relativsätze,
- Fragen stellen,
- zum Nachfragen ermuntern,
- schriftliche durch mündliche Informationsvermittlung ergänzen,
- zentrale Informationen wiederholen oder sogar notieren lassen,
- nachfragen, was der andere verstanden hat,
- abschließende Zusammenfassung.

So ist eine Aufklärung im Rahmen einer Visite meistens eher ungünstig und vielfach wenig feinfühlig. Visiten sind für viele Klient*innen Stresssituationen, oftmals haben sie sogar Angst davor. Angst aber behindert die Informationsaufnahme. Ein Aufklärungsgespräch sollte daher eher in einem Zweier- oder Dreiergespräch erfolgen, so ist es besser möglich, eine entspannte Atmosphäre mit genügend Zeit zu schaffen. Es sollte alles getan werden, um die Situation für die Klient*innen möglichst entspannt zu gestalten. Telefongespräche sollten während des Gesprächs natürlich nicht durchgestellt werden, und falls gewünscht, sollten die Betroffenen eine Person ihres Vertrauens zum Gespräch hinzuziehen dürfen.

Psychoedukative Gruppen

Psychoedukative Gruppen dienen einer umfangreichen Informationsvermittlung. Es wurden verschiedenste Psychoedukationsprogramme für unterschiedliche Störungsbilder entwickelt, so beispielsweise für die Schizophrenie, für Depressionen, Angsterkrankungen oder bipolare Störungen (zur Übersicht siehe etwa Behrendt & Schaub 2005; Jensen u. a. 2023). Ferner wurden auch Programme für

Angehörige erarbeitet. Die meisten sind hoch strukturiert. Den professionell Tätigen werden Kopiervorlagen und Unterrichtsschemata zur Verfügung gestellt. Wenn möglich, sollten EX-IN-Genesungsbegleiter oder -begleiterinnen zu solchen Gruppen hinzugezogen werden.

Unter dem Empowermentblickwinkel ist diese Form der Informationsvermittlung einerseits zu begrüßen. Betroffene, die ansonsten wenig informiert würden, erhalten die Möglichkeit einer umfangreichen Aufklärung und eines Erfahrungsaustausches mit anderen Betroffenen. Andererseits besteht aber die Gefahr, dass die Beziehung zwischen kompetenter Fachperson (dem »Lehrer«) und unwissendem Klienten (»Schüler«) beibehalten wird, wodurch Empowermentmöglichkeiten eher blockiert werden. In einer empowermentorientierten Psychoedukation verstehen sich auch die Behandelnden als Lernende. Sie vermitteln nicht einseitig ihr Wissen, sondern es findet ein Informationsaustausch aller statt, beispielsweise über das jeweilige Krankheitsverständnis. Ein Modell für ein solches partnerschaftliches Lernen sind die vielen Trialogforen, etwa die Psychoseseminare oder Borderlineseminare.

Nicht für jeden sind Gruppenangebote sinnvoll. Gerade für ersterkrankte Personen, die sich noch nicht lange mit der Erkrankung auseinandersetzen, ist häufig eine individuellere Information im Rahmen von Einzelgesprächen erforderlich, um den emotionalen Verarbeitungsmöglichkeiten gerecht zu werden. Eine Informationsvermittlung, die dies nicht berücksichtigt, kann einen Rückzug oder sogar ein reduziertes Krankheitsbewusstsein bewirken und Selbstbefähigungsmöglichkeiten behindern.

INTERNET Heute gibt es über das Internet mit Plattformen wie Youtube oder Instagram zahlreiche Möglichkeiten, sich über die eigene Erkrankung, über Behandlungsformen oder eigene Einflussmöglichkeiten zu informieren. Viele dieser Informationen sind ausgesprochen hilfreich. Gerade in den sozialen Medien sind aber auch teilweise falsche oder einseitige Informationen zu finden, die der betroffenen Person unter Umständen sogar schaden können. Hinter manchen seriös erscheinenden Informationsquellen verbergen sich Anbieter mit wirtschaftlichen Interessen. So sind manche Internetseiten von Pharmafirmen finanziert, was nicht gleich ersichtlich ist. Andere Seiten zielen darauf ab, Trainings, Onlinekurse oder Coachingsitzungen zu verkaufen. Anders als früher ist die Herausforderung heute nicht mehr, an Informationen zu kommen, sondern hilfreiche und richtige Informationen zu finden.

PATIENTENRECHTE Ein unter Empowermentgesichtspunkten besonders wichtiger Bereich der Information sind die Rechte der Patientinnen und Patienten, auch jene Rechte, die sie den professionell Tätigen gegenüber haben. Und doch sind Patientenrechte für einige Fachpersonen, aber auch für Betroffene noch Neuland, sodass diese Rechte täglich tausendfach verletzt werden, beispielsweise das Arztgeheimnis oder die ärztliche Aufklärungspflicht. Empowermentförderung bedeutet, Klient*innen, soweit sie es wünschen, über ihre Rechte zu informieren. Das kann in Informationsgesprächen, aber auch durch Broschüren und Aushänge erfolgen. Informationsbroschüren über Patientenrechte dürfen heute in keiner psychiatrischen Institution fehlen. Es versteht sich von selbst, dass zu einer Empowermentförderung auch die Wahrung der Patientenrechte gehört, und zwar auch dann, wenn das die Arbeit psychiatrisch Tätiger »erschwert«. Dazu ist es erst einmal erforderlich, dass die Mitarbeitenden selbst über die Rechte ihrer Klient*innen gut informiert sind.
> Rechtsfragen, Seiten 51, 60f.

Wichtige Patientenrechte in Deutschland sind unter anderem:

Freie Wahl von Hilfeangeboten: Alle Patientinnen und Patienten haben das Recht auf freie Arztwahl. Ist im Rahmen eines Betreuungs- oder Heimvertrages eine Regelung enthalten, die den Betroffenen vorschreibt, sich bei einem bestimmten Arzt behandeln zu lassen, so verstößt diese Regelung gegen das Recht und ist unzulässig. Im Krankenhaus gilt das Recht auf freie Arztwahl nicht, es besteht aber ein Wahlrecht bezüglich des Krankenhauses, in dem die Behandlung stattfinden soll. Das Recht auf freie Klinikwahl gilt nicht bei Zwangseinweisungen.

Ärztliche Aufklärungspflicht: Jede Behandlung bedarf der Einwilligung der Patient*innen. Der Arzt oder die Ärztin ist verpflichtet, die Patient*innen über die Diagnose, mögliche Behandlungsmethoden und deren Risiken zu informieren. Dazu gehört auch die Aufklärung über verschiedene Behandlungsmöglichkeiten, also beispielsweise über Psychotherapie. Auf die Aufklärung darf nur verzichtet werden, wenn ein Patient dies ausdrücklich wünscht. Eine unvollständige ärztliche Information stellt einen Verstoß gegen das Selbstbestimmungsrecht der Patient*innen dar.

Recht auf informationelle Selbstbestimmung: Die Schweigepflicht verpflichtet alle Helfenden, Informationen über die Betroffenen nicht an Dritte weiterzugeben. Eine Weitergabe an Angehörige oder weiterbehandelnde Stellen ist ohne Einwilligung der Betroffenen nicht zulässig. Die behandelnde Einrichtung ist verpflichtet, bestimmte Informationen an die Krankenkasse und andere Stellen weiterzugeben. Darüber können sich die Patient*innen auf Wunsch informieren lassen.

Akteneinsicht: Generell haben die Betroffenen ein Recht auf Akteneinsicht, das heißt, sie dürfen die dokumentierten Informationen über ihre Person einsehen und können (auf eigene Rechnung) davon Kopien erstellen lassen. Es gibt jedoch Gründe, unter denen dieses Recht eingeschränkt werden kann, etwa wenn der Gesundheitszustand der Betroffenen unter der Akteneinsicht leiden könnte. In diesem Fall darf die Einrichtung die Akteneinsicht verweigern und muss stattdessen eine mündliche Vermittlung der Inhalte durch eine weitere Person, etwa einen Arzt, ermöglichen.

SELBSTREFLEXION

Wie gut sind Sie über die Rechte Ihrer Klient*innen informiert? Wann haben Sie das letzte Mal gegen das Recht eines Klienten verstoßen?

Wissen über Genesung

Um Genesungsprozesse anzustoßen und zu erleichtern, ist es wichtig, dass Betroffene über Recovery informiert sind. Dabei geht es nicht in erster Linie um rein sachliche Informationen, sondern auch um die Weitergabe von Erfahrungswissen. Genesene Betroffene berichten immer wieder, wie wichtig Mutmacher für sie waren, also andere Betroffene, die schon ein stabileres Leben führen konnten und ihnen als Vorbilder dienten.

GEGEN STIGMATISIERUNG Aufgrund der weiterhin vorhandenen Stigmatisierung vor allem schwerer psychischer Erkrankungen outen sich viele genesene Betroffene weiterhin nicht. Sie bleiben daher für andere Betroffene und für die Öffentlichkeit unsichtbar, wodurch sich Vorurteile über die Unheilbarkeit schwererer psychischer Erkrankungen eher halten. Daher ist es wichtig, dass Betroffene Zugang zu Mutmachern haben, beispielsweise können das Peers sein (siehe Utschakowski u. a. 2016). Wissen über Genesung und Mutmacher können Betroffenen aber auch auf andere Art zugänglich werden. Beispielsweise sollten sie Zugang zu Erfahrungsberichten haben, sei dies in Form von schriftlichen Schilderungen oder Filmdokumentationen. Informationen, die realistische Hoffnung stiften, sollten auch in psychoedukativen Gruppen oder anderen Gruppentreffen genutzt werden. Häufig existierende Vorurteile über den ungünstigen Verlauf psychischer Erkrankungen sollten bei Betroffenen und Angehörigen erhoben und durch realistische Informationen ersetzt werden. Im Internet gibt es mittlerweile Podcasts über Recoveryprozesse (siehe Anhang). In immer mehr Regionen haben sich zudem die schon erwähnten Recovery-Colleges gegründet.

BEISPIEL

Ein Wohnheim lädt einmal im Jahr ehemalige Bewohner*innen ein und bittet sie, von ihren Erfahrungen nach dem Auszug aus der Einrichtung zu berichten. Die Ehemaligen übernehmen die Mutmachfunktion für gegenwärtige Bewohner*innen.

Selbststigmatisierung überwinden

Was ist Selbststigmatisierung?

Psychisch erkrankte Menschen, ihre Angehörigen und auch Fachpersonen sind natürlich mit den verbreiteten gesellschaftlichen Vorurteilen aufgewachsen. Wer erkrankt ist, wendet – oft unbewusst – diese negative Beurteilung und damit auch ihre negative Wirkung gegen sich selbst. Hat jemand etwa die Einschätzung: »Psychisch Kranke haben einen schwachen Charakter, aus ihnen kann nie etwas werden«, so wandelt sich diese allgemeine Überzeugung um in: »Ich habe einen schwachen Charakter, aus mir wird nie was werden.« Weitere Negativbewertungen können sein: »Ich bin weniger wert als die anderen«, »Ich bin gefährlich für die anderen«, »Psychische Erkrankungen sind eine Strafe Gottes für Sünden«, »Wer psychisch krank wird, ist selbst daran schuld«. Die gegen die eigene Person gerichtete Stigmatisierung nennen wir »Selbststigmatisierung«, ein Betroffener nannte sie einmal »das Stigma auf der Innenseite der Stirn«.

Selbststigmatisierungsprozesse sind eines der größten Recovery- und Empowermenthindernisse, die es gibt. Eine Selbstverurteilung der eigenen Person behindert natürlich den gesamten Genesungsprozess. Daher hat die Überwindung der Selbststigmatisierung und die Annahme der Krankheitserfahrung eine wichtige Bedeutung für die Recoveryförderung.

BEISPIEL

Eine Betroffene berichtet: »Als mir vor zwei Jahren die Diagnose ›Schizophrenie‹ gestellt wurde, entwickelte ich wohl so etwas wie eine Art Selbststigmatisierung. Durch das Etikett der

Schizophrenie fühlte ich mich beschmutzt. Geprägt durch meine Erziehung waren psychische Krankheiten für mich tatsächlich so etwas wie Krankheiten zweiter Klasse. Sie sind etwas, was andere betrifft, aber nicht einen selbst. Wie fehlgeleitet die Vorstellungen meiner Mutter in Bezug darauf sind, sieht man zum Beispiel daran, dass sie seit dem Klinikaufenthalt den Kontakt zu mir abgebrochen hat. Durch die Diagnose fühlte ich mich abgewertet und völlig verunsichert. Es ist ja fast unmöglich, die Tragweite der Aussage ›Sie sind schizophren‹ zu erfassen. Erst eine intensive Auseinandersetzung mit dem Thema, die Suche nach alternativen Krankheitsdefinitionen und Behandlungsmethoden und die Zeit haben mir geholfen, mich selbst neu zu sortieren.«

Vor allem in den letzten Jahren ist es zu einem deutlichen Abbau von Stigmaneigungen in unserer Gesellschaft gekommen, zumindest was die meisten psychischen Erkrankungen angeht. An einer Depression oder Angststörung erkrankt zu sein, ist heute nur noch selten mit einem Stigma behaftet. In unserer Gesellschaft ist es immer selbstverständlicher geworden, über psychische Erkrankungen zu sprechen und zu eigenen Erfahrungen zu stehen. Selbst eine psychiatrische Behandlung ist heute weit weniger negativ belegt, als das früher der Fall war.

Bei manchen psychischen Erkrankungen haben Betroffene ein ganz neues Selbstbewusstsein entwickelt, sie stehen dazu, »mäd« zu sein, Neurodiversität ist heute ein positives Label, bestimmte psychische Erkrankungen werden mit einer Hochsensitivät oder Hochbegabung in Verbindung gebracht, ja teilweise fast schon als Auszeichnung verstanden. Vor allem jüngeren Menschen gelingt es heute deutlich leichter, sich nicht selbst zu stigmatisieren, ältere Betroffene sind aber oft noch mit Selbstverurteilungen und Selbstabwertungen konfrontiert. Außerdem gibt es psychische Erkrankungen, allen voran die

Schizophrenie, bei denen weiterhin eine gesellschaftliche und persönliche Stigmatisierung zu beobachten ist.

SCHAM Eine besonders häufig vorkommende Folge der eigenen psychischen Erkrankung sind Schamgefühle (Knuf 2018; Knuf 2020). Es gibt zahlreiche Gründe für Schamgefühle bei psychisch beeinträchtigen Menschen. Die Betroffenen können sich dafür schämen, dass sie überhaupt psychisch erkrankt sind. Weiter können Schamgefühle aufgrund des Verhaltens während der akuten Krisenzeit auftreten, vor allem bei Erinnerungslücken oder bei aggressivem oder moralisch zweifelhaftem Verhalten. Intensive Schamgefühle können auch durch die Tatsache verursacht werden, in einer psychiatrischen Klinik gewesen zu sein, besonders dann, wenn es dort zu Gewalt- und Zwangsmaßnahmen gekommen ist.

Schamgefühle sind völlig normal und treten zumeist dann auf, wenn jemand aus seiner schizophrenen, schwer depressiven oder manischen Welt wieder auftaucht. Sie zeigen dann auch, dass der betroffene Mensch wieder in der Lage ist, sich in andere Menschen hineinzuversetzen. In dieser Phase sind Schamgefühle damit eigentlich ein Zeichen dafür, dass jemand seine psychotische Krise überwunden hat, sie verdienen deshalb eine Wahrnehmung und positive Würdigung. Wenn sie länger anhalten, haben sie jedoch zahlreiche negative Folgen. Wenn wir uns schämen, würden wir am liebsten vor Scham »im Boden versinken«, möchten uns den Blicken der anderen entziehen, ja geradezu unsichtbar sein. Vor Scham kann man sich verstecken und sich von anderen zurückziehen, was bis zur sozialen Isolierung reichen kann.

Diese typischen Schamreaktionen treten natürlich auch bei Menschen mit psychischen Erkrankungen bzw. mit Psychiatrieerfahrung auf. Teilweise haben diese Reaktionsweisen große Ähnlichkeit mit Symptomen der auslösenden psychischen Erkrankung und werden daher manchmal damit verwechselt. Zieht sich jemand von seiner Umwelt zurück aufgrund einer psychotischen Erkrankung und der damit verbundenen Negativsymptomatik? Oder ist der Rückzug die Folge der ihn belastenden Schamgefühle? Dies klar zu unterscheiden, ist kaum möglich. Die klassische Psychiatrie ist aber schnell versucht, entsprechende Verhaltensweisen zu pathologisieren und als Teil einer psychiatrischen Erkrankung zu interpretieren.

Eine weitere Konsequenz der Selbststigmatisierung kann die Selbstdiskriminierung sein. Eine respektvolle Behandlung etwa wird dann gar nicht mehr erwartet, da der Betroffene davon ausgeht, dass sie ihm gar nicht zustehe. Oder er bewirbt sich nur noch auf anspruchslose Arbeitsstellen, da er davon überzeugt ist, dass psychisch kranke Menschen zu komplexeren Tätigkeiten nicht in der Lage sind.

Selbststigmatisierung meint die negative Beurteilung der eigenen Person aufgrund einer psychiatrischen Diagnose oder einer psychiatrischen Behandlung. Sie ist die in die eigene Person genommene Fremdstigmatisierung und ist eine der größten Recoveryhindernisse aufseiten der Betroffenen.

Professionelle Strategien gegen Selbststigmatisierung

Durch professionelle Hilfe kann es den Betroffenen erleichtert werden, ihre Selbststigmatisierung samt negativen Folgen zu durchschauen und sich von ihnen zu lösen. Dazu müssen psychiatrisch Tätige in der Lage sein, sich in die Selbststigmatisierung ihrer Klient*innen einzufühlen. Beispielsweise bedarf es eines Verständnisses dafür, dass diese tieferen inneren Prozesse nur schwer zu beeinflussen sind und die Betroffenen oft lebenslang mit ihnen ringen. Sie können ruhen, werden aber durch erneute Krisen oder Misserfolgserlebnisse schnell wieder geschürt. Klient*innen berichten oft nicht von sich aus von ihren Selbststigmatisierungen, da diese Prozesse automatisiert und damit eher unbewusst ablaufen. Auch emotionale Reaktionen wie etwa Schamgefühle werden erst offen angesprochen, wenn es ein vertrauensvolles Verhältnis zwischen Fachperson und Betroffenem gibt, denn das Ansprechen der Scham löst zunächst einmal weitere Schamgefühle aus

Zur Selbststigmatisierung kommt es nur, wenn der betroffene Mensch die gesellschaftlichen Vorurteile für berechtigt hält. Daher ist es hilfreich, eine Reflexion über die eigene Einschätzung von psychisch erkrankten Menschen zu fördern. Dies kann in Selbsthilfegruppen, im Rahmen von Psychotherapie oder auch in alltagsbegleitenden Gesprächen geschehen. Wichtige Fragen dabei sind unter anderem:

- Mit welchen Vorurteilen und Stereotypen gegenüber psychiatrieerfahrenen Menschen bin ich aufgewachsen?
- Was dachte ich vor meiner Erkrankung über psychisch erkrankte Menschen und was denke ich heute über sie?
- Welche dieser Einschätzungen wende ich auch auf mich selbst an?
- Was glaube ich, was meine Umgebung über mich denkt (Vater, Mutter, Geschwister, Arbeitskollegen, Nachbarn)?

Neben der Überwindung der Selbststigmatisierung ist die Hilfe beim Umgang mit real erlebten Stigmatisierungen und Diskriminierungen sehr wichtig. Dafür wird der Begriff »Stigmamanagement« verwendet. Wie kann ich mich als psychiatrieerfahrener Mensch verhalten, wenn sich etwa ein Arbeitskollege abfällig über psychisch erkrankte Menschen äußert? Wie gehe ich bei einem Vorstellungsgespräch mit drohender Stigmatisierung um? Wie behaupte ich mich, wenn ich von einer Behörde diskriminiert werde?

OUTEN Zentral ist bei all diesen Fragen, ob sich die Betroffenen mit ihrer Psychiatrieerfahrung vor anderen outen sollten. Es kann ein wichtiger Empowermentschritt sein, sich mit der eigenen Erkrankung nicht länger zu verstecken. Viele Betroffene berichten, dass sie dadurch ein ganz neues Selbstbewusstsein entwickelt haben und sich auch selbst mit ihrer Erkrankung besser aussöhnen können. Außerdem kann ein Outing den Zugang zu bestimmten Hilfen erleichtern. Beispielsweise bietet ein Schwerbehindertenausweis bestimmte Rechte und Vorteile, kann aber auch zu einer veränderten Wahrnehmung des Betroffenen durch die Umgebung führen.

Die Offenlegung der Erfahrung einer schweren psychischen Erkrankung und einer psychiatrischen Behandlung kann aber auch weitere Stigmatisierung und Diskriminierung zur Folge haben. Allgemein gilt die Empfehlung, mit einem Outing vorsichtig zu sein, wenn sich der Betroffene unsicher fühlt. Ein Outing lässt sich nämlich nicht rückgängig machen. Wer einmal diesen Schritt gegangen ist, muss zukünftig damit leben, dass die Umgebung von seiner Psychiatrieerfahrung weiß. Jedem wahllos von der eigenen Erkrankung zu berichten, kann angesichts der tatsächlich existierenden gesellschaftlichen Vorurteile sogar selbstschädigend sein.

Empowermentförderung bedeutet hier, den Betroffenen bei einem selbstbestimmten und reflektierten Umgang mit Informationen über ihre psychische Erkrankung zu helfen, sie auf Risiken und Chancen aufmerksam zu machen sowie die Frage »Soll ich oder soll ich nicht?« zu differenzieren: Wem möchte ich was wie über mich erzählen?

Eine Aufarbeitung von Selbststigmatisierungstendenzen sowie Hilfen zur Selbstbehauptung bei Fremdstigmatisierung können besonders gut in den von Peers geleiteten »In Würde zu sich stehen«-Gruppen geschehen, die es in immer mehr Regionen gibt und die teilweise auch online angeboten werden. Wer könnte wohl besser ein Gespräch über Selbststigmatisierung und Stigmamanagement anleiten als betroffene Menschen, die dies aus eigener Erfahrung kennen?

Besonders wichtig zur Überwindung von Selbststigmatisierung ist eine freundliche Grundhaltung sich selbst gegenüber. Diese Fähigkeit wird heute als »Selbstmitgefühl« bezeichnet und hat sich in Krisensituationen dem »Selbstwertgefühl« als überlegen herausgestellt.

Klient*innen sollten darin unterstützt werden, freundlich mit sich umzugehen, was vielen jedoch ausgesprochen schwerfällt. Selbststigmatisierung ist in vielen Fällen Ausdruck einer generell überkritischen und selbstverurteilenden Haltung zur eigenen Person. Inzwischen wurden zahlreiche Methoden entwickelt, um eine freundliche Grundhaltung zu sich selbst zu kultivieren (Knuf 2016). > Outen, Seite 119

Stigmatisierung in psychiatrischen Institutionen

Selbststigmatisierung wird durch Fremdstigmatisierung gefördert und aufrechterhalten. Stigmatisierung und Diskriminierung auf gesellschaftlicher Ebene sind durch berufliche Arbeit kaum zu verändern. Was professionell Tätige aber verändern können, ist die Stigmatisierung durch psychiatrische Einrichtungen.

Psychisch kranke Menschen werden in Institutionen etwa stigmatisiert, wenn ihnen aufgrund ihrer Erkrankung weniger geglaubt wird als gesunden Personen oder wenn jegliches Verhalten als Ausdruck ihrer Erkrankung interpretiert wird. So berichten Menschen mit einer manisch-depressiven Erkrankung, dass ihnen ein selbstbewusstes Auftreten in krisenfreier Zeit von professioneller Seite manchmal schon als »maniformes Zustandsbild« ausgelegt werde. Stigmatisierung geschieht auch, wenn Diagnosen nicht nur ein psychisches Erleben beschreiben, sondern von professioneller Seite eine Bewertung beinhalten. Zudem werden häufig ganze Klientengruppen stigmatisiert.

BEISPIEL

Viele Mitarbeitende psychiatrischer Einrichtungen haben ein negatives Bild von Borderlineklient*innen. »Borderliner sind Teamspalter« oder »Nicht schon wieder ein Borderliner« heißt es so manches Mal in Einrichtungen. So wird eine ganze

Klientengruppe stigmatisiert. Hintergrund dieser Abwertung ist in vielen Fällen, dass professionell Tätige nicht genügend für die Arbeit mit Borderlineklient*innen qualifiziert sind und zudem in Settings und mit Methoden arbeiten, die bei diesen Klienten und Klientinnen wenig bewirken. Dies führt zu belastenden Situationen für beide Seiten sowie zu Misserfolgserfahrungen der Fachpersonen. Dadurch kommt es zur Stigmatisierung von Borderlineklient*innen, was wiederum die Behandlung erschwert und die Frustration der Helfenden erhöht. Kolleg*innen, die hinreichend qualifiziert sind und mit borderlinespezifischen Methoden arbeiten, können diese Teufelskreise vermeiden.

Auch Gewalt und Zwang wirken stigmatisierend. Die Psychiatrie ist ausführendes Organ einer Gesellschaft, die psychisch kranke Menschen diskriminiert. Während ein Tumorpatient jegliche Therapie ablehnen darf, kann ein psychiatrieerfahrener Mensch selbst dann zwangsweise einer Behandlung zugeführt werden, wenn er nicht suizidal ist und keine Fremdgefährdung vorliegt.

Zusätzlich zu den institutionsbedingten Formen der Stigmatisierung und Diskriminierung neigen natürlich auch Mitarbeitende in mehr oder weniger starkem Maß zu Stigmatisierungen. Wie sollte es auch anders sein, schließlich sind auch psychiatrisch Tätige mit gesellschaftlichen Vorurteilen aufgewachsen und können diese nicht einfach ablegen? Untersuchungen zeigen, dass sich die Stigmaneigung von Fachpersonen gegenüber Betroffenen nicht deutlich von der der Gesamtbevölkerung unterscheidet. Um längerfristig eine nicht stigmatisierende Behandlung zu ermöglichen und dadurch auch der Selbststigmatisierung entgegenzuwirken, ist auf professioneller Seite mehr Bewusstsein für diese Prozesse erforderlich. Folgende Fragen sind hilfreich:

- Welche Stereotype bzw. Vorurteile gegenüber psychiatrieerfahrenen Menschen habe ich gelernt?

- Welche Stereotype bzw. Vorurteile gegenüber psychiatrieerfahrenen Menschen gibt es heute noch in meiner Herkunftsfamilie oder sonst in meinem sozialen Umfeld?
- Welche Einschätzungen mir selbst gegenüber hätte ich, wenn ich Patient*in einer psychiatrischen Klinik würde?
- Ertappe ich mich dabei, dass ich psychiatrieerfahrene Menschen weniger wertschätze als Gesunde bzw. als mich selbst, weniger glaube als Gesunden, selbst verantwortlich mache für ihre Erkrankung?

Ich kenne viele psychiatrisch diagnostizierte Menschen, die als Ärzte, Psychologinnen, Pflegekräfte oder Sozialarbeiterinnen in der psychiatrischen Versorgung tätig sind, sich aber aufgrund der befürchteten Stigmatisierung durch Kolleg*innen nicht zu einem Outing entscheiden können. Wenn sie offen von ihrer eigenen Psychiatrieerfahrung sprechen würden, wäre das ein deutliches Zeichen dafür, dass die Psychiatrie ihre Neigung zur Stigmatisierung reduziert hat.

SELBSTREFLEXION

Angenommen, Sie würden von einer Kollegin, mit der Sie bisher gut zusammengearbeitet haben, erfahren, dass sie lange wegen einer Borderlinestörung in ambulanter Behandlung war: Wie würde sich durch diese Information Ihre Wahrnehmung dieser Kollegin ändern?

Die Lernplattform MINDEMY bietet hierzu den (kostenpflichtigen) Online-Kurs »Wie können Scham und Selbststigmatisierung überwunden werden?« an.

Das Annehmen der eigenen Person und der Erkrankung

Genesung setzt die Akzeptanz der eigenen Person und der Erkrankung voraus. Damit ist nicht gemeint, dass ein betroffener Mensch unbedingt der Diagnose des Hilfesystems zustimmen muss, er muss nicht »zugeben«, dass er an einer Schizophrenie oder einer anderen psychischen Erkrankung leidet. Wichtig ist vielmehr, dass er eigene Belastungsgrenzen anerkennt, und sieht, dass er in Krisenzeiten auf Hilfe angewiesen ist, sei dies nun die klassisch professionelle oder eine andere Form der Fürsorge.

Was bedeutet Akzeptanz?

Das Wort »Akzeptanz« (oder »Annahme«) stammt vom lateinischen Wort »accipere« ab, was so viel bedeutet wie »empfangen, was gegeben wird« (Luoma u.a. 2009). Es meint, die gegenwärtige Situation zunächst so anzuerkennen, wie sie ist, also innerlich zu sagen: »Ja, so ist es« statt »Nein, so will ich es nicht«.

Die amerikanische Recoveryvertreterin Patricia Deegan macht in ihrer Definition von Recovery auf die Bedeutung der Annahme aufmerksam: »Recovery zielt nicht auf ein Endprodukt oder ein Resultat. Es bedeutet nicht, dass man ›geheilt‹ oder einfach stabil ist. Recovery beinhaltet eine Wandlung des Selbst, bei der einerseits die eigenen Grenzen akzeptiert werden und andererseits eine ganze Welt voller neuer Möglichkeiten entdeckt wird. Dies ist das Paradoxe an Recovery: Beim Akzeptieren dessen, was wir nicht tun oder sein können, beginnen wir zu entdecken, wer wir sein können und was wir tun können« (Deegan 1996, S. 13, eigene Übersetzung).

Es gibt unterschiedliche Grade der Annahme. Der erste Schritt besteht darin, schlicht anzuerkennen, was ist, auch wenn ich es nur »zähneknirschend« tue. Die gegebene Situation wird noch nicht bejaht, aber in ihrem Dasein akzeptiert: »Ja, verdammt noch mal, mir wurde gestern gekündigt.« Oder: »Ja, ich habe wieder diese Frühwarnzeichen, die schon mehrmals vor einer neuen Krise aufgetreten sind.« Ohne dieses schlichte Anerkennen ist keinerlei Veränderung möglich. Wir alle kennen Situationen, in denen Klient*innen (und auch uns selbst) das Anerkennen des Gegebenen nicht gelingt: Jemand ist verschuldet und öffnet die Mahnschreiben der Gläubiger nicht. Eine ältere Klientin träumt davon, wieder ins eigene Haus einzuziehen, nachdem sie gerade ins Seniorenwohnheim umgezogen ist. Oder es fällt uns schwer, zu unseren »Macken« zu stehen oder unseren eigenen Anteil an einem Streit mit einer Kollegin wahrzunehmen.

Aus einer spirituellen Perspektive gibt es darüber hinaus noch eine weitere Form der Annahme, die manchmal auch als »Hingabe« bezeichnet wird und eine innere Haltung beschreibt, bei der jeglicher innerer Widerstand verschwunden ist, ganz gleich, was passiert. »Nicht mein Wille geschehe, sondern dein Wille« – mit diesem Zitat aus der Bibel wird im christlichen Kulturkreis diese Form der bedingungslosen Hingabe beschrieben, mit der es wohl leichter ist, schwere Schicksalsschläge wie Krankheit, Alter und Tod anzunehmen.

Fälschlicherweise wird Annahme oft mit Resignation verwechselt und damit als das Gegenteil von Empowerment verstanden. Dabei bedeutet Annahme gerade nicht, sich einer unangenehmen Situation zu fügen, ohne sich um Veränderung zu bemühen. Nach meiner Erfahrung ist der Grund für ein geringes Empowerment psychiatrieerfahrener Menschen nicht das Akzeptieren ihrer Lebenssituation, sondern gerade das Nichtakzeptieren. Der daraus entstehende innere Kampf mit oftmals vorprogrammiertem Scheitern führt zur Verzweiflung, Hoffnungslosigkeit und Passivität. Resignation ist oft die

Folge eines Festhaftens an einer nicht zu ändernden Situation. Es gelingt dann eben nicht, neue Lebensmöglichkeiten zu entdecken.

Menschen resignieren nicht deshalb, weil sie ihre Situation annehmen, sondern sie resignieren, weil sie ihre Situation nicht akzeptieren können und ihre Versuche, diese zu verändern, fehlgeschlagen sind.

Eine Erkrankung anzunehmen, bedeutet auch nicht, sich einzureden, dass sie irgendwie gut sei für die betroffene Person. Hinter dieser Haltung steht im Gegenteil sogar meistens ein Nichtakzeptieren dessen, was ist. Fast alle erkrankten Menschen wünschen sich, dass sie nicht mehr psychisch krank sind, und dieser Wunsch ist wichtig, um Veränderungsprozesse überhaupt zu ermöglichen. Annehmen bedeutet vielmehr, sich nicht als Person dafür zu verurteilen, dass man diese Erkrankung hat, sondern der Tatsache des Krankseins zuzustimmen, auch wenn man es sich anders wünschen würde. Es ist diese Haltung: »Ich weiß, dass ich anfällig für psychische Krisen bin, ich wünschte mir, das würde sich ändern. Aber jetzt ist es so und es ist nicht meine Schuld, deshalb verurteile ich mich nicht dafür.« Eine solche Haltung zu gewinnen, kann sehr schwer sein. Wem dies gelingt, der kann stolz auf sich sein und verdient den Respekt seiner Umgebung.

Krankheitsfolgen annehmen

Die eigene Krisenerfahrung zu bewältigen und anzunehmen, ist eine der größten Herausforderungen, denen sich psychiatrieerfahrene Menschen auf ihrem Gesundungsweg stellen müssen. Wem es nicht gelingt, sich auch mit seiner Krisenerfahrung anzunehmen, der gerät häufig in folgende Reaktionsmuster: Entweder klagt sich die Person selbst für ihre psychische Erkrankung an und schämt sich vielleicht für die Krisenerfahrung. Dann ist die Gefahr groß, aufgrund der

Selbstverurteilung depressiv, antriebslos oder mutlos zu werden und sich von der Umgebung zurückzuziehen. Die andere Möglichkeit ist, die Tatsache der Erkrankung überhaupt nicht anzuerkennen. Dann wird ein Teil der Realität ausgeblendet. Möglicherweise werden dann Frühwarnzeichen verleugnet oder Hilfe kann nicht geplant und angenommen werden. Beide Reaktionsweisen sind für Betroffene und ihr Umfeld schädlich. Depressiver Rückzug oder ein geringes Krankheitsbewusstsein sind nicht zwangsläufig Folgen einer Krankheitsdynamik, sie können ebenso Folgen einer geringen Akzeptanz der Krankheitserfahrung sein.

Leider fallen mir sehr viele psychisch kranke Menschen ein, denen die Annahme der eigenen Krankheitserfahrung und der mit der Erkrankung verbundenen Veränderungen nicht gelungen ist. Bei vielen von ihnen sind es gar nicht so sehr die durch die Erkrankung entstandenen Einschränkungen, die zur Belastung geworden sind und ein Hindernis für den Genesungsprozess darstellen, sondern der innere Kampf dagegen, die Selbstverurteilung, die Scham und das Festhalten daran, dass alles wieder so sein soll wie früher, also die Verleugnung der aktuellen Realität. Hier zwei Beispiele:

BEISPIEL 1

Ein mittlerweile 42-jähriger psychoseerfahrener Mann ist schon mehrmals akut psychotisch erkrankt. Auch sein Vater litt an einer schizophrenen Psychose und starb vor einigen Jahren in einem psychiatrischen Pflegeheim. Der Patient selbst ist der festen Überzeugung, nicht krank zu sein. Schon vor seiner eigenen Erkrankung verleugnete er die Krankheitserfahrung seines Vaters. Eine Trauer über die Krankheit und den frühen Tod des Vaters hat nicht stattgefunden. Er nimmt Hilfen nicht in Anspruch, weshalb bereits mehrmals Zwangseinweisungen eingeleitet wurden.

BEISPIEL 2

Ein junger Mann, der manisch-depressiv erkrankt ist, berichtet im Rahmen des Betreuten Wohnens seinem Betreuer immer wieder davon, wie sehr er sich seine frühere Freundin zurückwünsche, die sich während einer Krise von ihm getrennt hatte. Gedanklich ist er auch nach der Krise ständig mit seiner früheren Partnerin beschäftigt und kann sich nicht für neue Begegnungen öffnen. In einer rasch wieder auftretenden manischen Krise ist er der Überzeugung, seine ehemalige Partnerin wünsche sich ebenfalls, die Beziehung fortzusetzen. Als er während der Krise eines Nachts vor ihrer Tür steht, ruft sie die Polizei. Nach der manischen Phase wird der Patient wieder schwer depressiv, seine Gedanken kreisen weiter um die Trennung und jetzt auch um die Scham über die Ereignisse in der manischen Krise.

Psychisch kranken Personen fällt es nicht schwerer als anderen, sich und ihre Situation anzunehmen, ihnen stellen sich vielmehr größere Herausforderungen zur Annahme als den meisten anderen Menschen (Knuf & Bridler 2008). Die Erfahrungen und Empfindungen, die es anzunehmen gilt, sind immens, und professionell Tätige machen sich diese geradezu unbeschreibliche Herausforderung oft nicht wirklich klar.

VERLUSTERLEBEN Neben der Akzeptanz der Diagnose und Bewältigung der Symptome muss auch die Tatsache angenommen werden, eine Behandlung zu brauchen. Schmerzlich ist die Erfahrung der erlittenen Verluste (Arbeitsplatzverlust, Trennung von Lebenspartnern etc.) und die Bewältigung des »ungelebten Lebens«. Darunter lässt sich all das verstehen, was jemand aufgrund seiner Erkrankung nicht leben konnte, etwa die Gründung einer Familie mit Kindern oder der Aufbau einer beruflichen Karriere. Für viele stellt es eine unglaubliche Herausforderung dar, diese Grenzen anzunehmen, nicht zu hadern, zerbrochene Lebensentwürfe loszulassen und andere Lebensperspektiven zu entwickeln. Während die Copingforschung und die Arbeitsweise der konventionellen Psychiatrie vor allem darauf ausgerichtet ist, mit Symptomen zurechtzukommen, zeigt sich im Recoveryansatz, dass zur Gesundung die Bewältigung von Verlusten, Einschränkungen, sozialen Ausgrenzungen etc. oft viel zentraler ist. Gerade die Annahme von Verlusten und des ungelebten Lebens sind für viele Menschen Herausforderungen, denen sie ohne Unterstützung nicht gewachsen sind.

TRAUERARBEIT Um all das zu bewältigen, ist Trauerarbeit über die erlittenen Verluste notwendig. Trauer meint einen emotionalen Prozess der Loslösung von etwas Verlorenem. Sie wird gemeinhin mit dem Verlust von Menschen in Verbindung gebracht, aber wir müssen ebenso trauern um Dinge, Lebensphasen, Lebenschancen, Träume, soziale Kontakte etc., die wir verloren haben und die nie mehr zurückkehren werden. Es gibt wohl keinen Genesungsweg ohne Trauer. Deshalb dürfte es auch keine psychiatrische Arbeit geben ohne Trauerunterstützung. Wenn Trauer nicht gelingt, scheitert die Genesung. Betroffene bleiben dann an ihre Vergangenheit gebunden (»Alles soll wieder so sein wie früher«) und können sich nicht für Neues öffnen.

In meinen Augen ist Trauer eines der großen Tabus der gegenwärtigen Psychiatrie. Klienten und Klientinnen fällt es oft sehr schwer, ihre Trauer zuzulassen, und mir scheint, dass das Hilfesystem sich dieser Trauerverleugnung anschließt. Anders jedenfalls kann ich mir die geringe Sensitivität von uns Fachpersonen für dieses Thema nicht erklären. Ein sehr erfahrener Psychiatriepfleger berichtete mir, dass ihm während seiner Ausbildung vermittelt worden sei, er solle einen schizophreniekranken Menschen nie auf die durch die Erkrankung erlittenen Verluste ansprechen, da er sonst Suizidimpulse schüren könne. Aus Angst vor dem beim Klienten aufkommenden Schmerz wird dieses Thema also tabuisiert, allerdings zu einem enormen Preis: Wenn Trauerprozesse nicht gelingen, kommt es zu einer chronischen Trauer, die mit zahlreichen negativen Folgen verbunden ist, beispielsweise sozialem Rückzug, Zukunftsverschlossenheit und depressiver Symptomatik.

Hinzu kommen iatrogene Faktoren, die Trauerprozesse erschweren. So behindern viele Psychopharmaka den Trauerprozess, da sie einen emotional dämpfenden Effekt haben. Außerdem besteht die Gefahr, dass im psychiatrischen Kontext Symptome eines natürlichen Trauerprozesses, beispielsweise starke Emotionen und ein schneller und häufiger Wechsel von Gefühlen, pathologisiert werden. Fachpersonen sollten sich der Wichtigkeit von Trauer im Genesungsprozess bewusst sein. Sie sollten wissen, woran Trauerprozesse erkannt und wie sie hilfreich begleitet werden können.

Trauer gelingt durch eine Öffnung für Gefühle von Schmerz, Traurigkeit, Verzweiflung oder auch Wut. Wenn diese Gefühle hinreichend gefühlt werden, klingen sie langsam ab, und dann ist die Person in der Lage, sich von dem Verlorenen emotional zu lösen. Ohne die Hinwendung zu den unangenehmen Gefühlen ist keine Loslösung möglich.

BEISPIEL

> Herr Es litt darunter, dass er nach mehreren psychotischen Krisen seinen Arbeitsplatz verlor und schließlich berentet wurde. Lange gab er sich selbst die Schuld dafür und fühlte sich minderwertig. Während einer Psychotherapie konnte er wahrnehmen, dass er selbst keinen Einfluss auf den Krankheitsverlauf hatte, was zunächst noch mehr Schmerz und Ohnmacht hervorrief. Durch zahlreiche Gespräche klangen das Minderwertigkeitserleben und die Selbstvorwürfe jedoch ab. Übrig blieb lediglich die Traurigkeit darüber, dass er seiner Arbeit, die er gerne gemacht hatte, nicht mehr nachgehen konnte.

Trauerbegleitung ist nicht in erster Linie handlungsorientiert, es geht vielmehr um ein gemeinsames Aushalten und Tragen des Schmerzes – und das unter Umständen über einen längeren Zeitraum. Doch gerade dieses passiv erscheinende Mittragen und »Dabeisein« fällt uns in einem auf Veränderung und Effektivität ausgerichteten Arbeitsalltag oft sehr schwer. Es gelingt nur, wenn wir uns emotional von unseren Klient*innen berühren lassen, was wiederum die Unterstützung innerhalb des Teams und eine hinreichende eigene Psychohygiene voraussetzt.

Trauer bedeutet, sich dem Schmerz zu öffnen, der durch einen Verlust hervorgerufen wurde. Viele Klientinnen und Klienten brauchen Unterstützung, um sich ihrer Traurigkeit öffnen zu können.

»Trauerprozesse als Teil der Genesung«

Mitarbeit von Betroffenen in Einrichtungen und Gremien

Eng verzahnt mit dem Recoveryansatz ist die sogenannte Peerarbeit (»Genesungsbegleitung«). Mit »Peers« sind Betroffene gemeint, die qualifiziert werden, um selbst in psychiatrischen Einrichtungen, in der Beratung oder Ähnlichem mitarbeiten zu können. Meist handelt es sich um betroffene Personen, denen bereits Genesungsschritte möglich waren und die so auch für andere Betroffene als Mutmacher fungieren können. In den letzten zwanzig Jahren ist im deutschsprachigen Raum bereits eine sehr engagierte Peerbewegung entstanden (Utschakowski u. a. 2016), die selbst reformorientierte Fachpersonen lange nicht für möglich gehalten hatten. In zahlreichen Städten gibt es mittlerweile entsprechende Qualifizierungsmöglichkeiten.

QUALIFIZIERUNG Die Qualifizierung der Peers erfolgt in den sogenannten EX-IN-Ausbildungen. »EX-IN« steht für »experienced involvement« und meint die Beteiligung von Menschen mit Erfahrungswissen in Einrichtungen. Die Betroffenen erhalten in diesen Ausbildungen eine intensive Zusatzqualifikation über etwa 250 Fortbildungsstunden (Informationen: https://ex-in.de). > Peers, Seiten 60, 119

Peers können in ganz verschiedenen Bereichen eingesetzt werden. Dazu zählen beispielsweise die Mitarbeit in psychiatrischen Institutionen, die Öffentlichkeitsarbeit bzw. Antistigmaarbeit, die Beteiligung an Forschungsprojekten sowie die Mitarbeit in der Aus-, Fort- und Weiterbildung psychiatrisch Tätiger. Sie können das Beratungsangebot einer Einrichtung ergänzen, können in einem Wohnheim Recoverygruppen anbieten oder ähnliche Betreuungsaufgaben übernehmen wie klassisch professionell Tätige. Auch im stationären Bereich verbreiten sich Peer-to-Peer-Angebote mehr und mehr.

Innerhalb der Empowermentbewegung wird natürlich schon seit Jahrzehnten Peer-to-Peer-Arbeit praktiziert: Betroffene unterstützen sich gegenseitig, Informationen werden ausgetauscht und weitergegeben, Selbsthilfegruppen gegründet. Diese Unterstützungsarbeit basiert größtenteils auf dem Gegenseitigkeitsprinzip wie im Rahmen einer klassischen Selbsthilfegruppe, in der sich mehrere Betroffene durch das Einbringen ihrer Erfahrungen wechselseitig unterstützten und so voneinander profitieren. Aber oft unterstützen auch Menschen, die selbst weniger Hilfe benötigen, andere Betroffene, die auf mehr Unterstützung angewiesen sind. Schon seit vielen Jahren professionalisiert sich diese Selbsthilfearbeit. Beispielsweise unterhalten lokale Selbsthilfeorganisationen Beratungshotlines oder haben bezahlte Selbsthilfeberater eingestellt.

Neu an der Peer-to-Peer-Bewegung ist zum einen die gezielte Qualifizierung der Peers, die speziell auf die Bedürfnisse psychiatrieerfahrener Menschen abgestimmt ist, und zum anderen eine ideologiefreie Zusammenarbeit zwischen Betroffenen und professionell Tätigen jenseits antipsychiatrischer Positionierungen aufseiten der Betroffenen oder herrschaftsorientiertem Machterhalt aufseiten der professionell Tätigen. Zudem gibt es einen Konsens darüber, dass diese Peer-to-Peer-Arbeit angemessen vergütet werden muss. Vielerorts sind Zuverdienststellen für die Mitarbeit von Peers geschaffen worden, regional und länderspezifisch sehr unterschiedlich ist die Schaffung von Vollverdienstmöglichkeiten für Peermitarbeitende gelungen.

Peer-to-Peer-Arbeit scheint mir nur in Institutionen möglich zu sein, in denen bereits eine beachtliche Entwicklung hin zu nutzerorientierten Behandlungsstrukturen und partnerschaftliche Beziehungsgestaltung stattgefunden hat – andernfalls sind auch die Helfenden auf die Zusammenarbeit mit Peers nicht entsprechend vorbereitet und »qualifiziert«. Dazu gehören Entwicklungen wie der trialogische Austausch in Psychoseseminaren oder auch in anderen Trialogforen, die Einführung von Behandlungsvereinbarungen, die

Mitarbeit von Betroffenenvertretern in Gremien sowie die Etablierung von Beschwerdestellen oder funktionsfähigen Werkstatt-, Heim- oder Klinikbeiräten.

Peers brauchen nicht nur eine Qualifizierung, sondern auch eine gute Vernetzung mit anderen Peers, Weiterbildung und spezifische Supervision. In den nächsten Jahren wird die Peerbewegung noch deutlich zunehmen und mehr und mehr Peers werden in sozialpsychiatrischen Institutionen mitarbeiten, denn Peers werden (neben Quereinsteigern) eine Möglichkeit sein, um die Mitarbeiterlücke zu schließen, mit der wir gegenwärtig, aber in den nächsten Jahren noch deutlich zunehmend konfrontiert sind. Herausfordernd wird es sein, dass Peers nicht einfach als kostengünstige Mitarbeitende von Institutionen eingesetzt werden, sondern sie eine Haltungsänderung der Institutionen unterstützen und helfen, die teilweise immer noch bestehende Kluft zwischen Klient*innen und Fachpersonen zu überbrücken.

Partizipation von Betroffenen in Gremien

In zunehmend mehr Institutionen und Regionen wird Betroffenenvertretern eine Partizipation in institutionellen Gremien ermöglicht. Ein Beispiel dafür sind die in Deutschland gesetzlich vorgeschriebenen Heimbeiräte, aber auch Werkstatt- und Klinikbeiräte sind entstanden. Durch die Bemühungen zur Qualitätsentwicklung und der entsprechenden Zertifizierung sind in den letzten Jahren weitere institutionelle Einflussmöglichkeiten der Betroffenen eingeführt worden, etwa einrichtungsinterne Beschwerdewege.

In vielen Einrichtungen gibt es Versammlungen, in denen Betroffene zumindest bei kleineren Entscheidungen Mitspracherechte eingeräumt werden. Das sind dann sogenannte Vollversammlungen, Stationsversammlungen oder Ähnliches. Dort erfolgt meistens eine

Abstimmung über interne Abläufe wie die Planung einer Urlaubsreise oder des Essensplans für die nächste Woche. Schon bei etwas gewichtigeren Entscheidungen, beispielsweise die Raumgestaltung oder die Frequenz bestimmter therapeutischer Gruppen, behält sich die Institution meistens das alleinige Entscheidungsrecht vor. Betroffenenvertreter machen zu Recht darauf aufmerksam, dass ein Mitspracherecht nur dann diesen Namen verdient, wenn sie auch an den für sie bedeutsamen Entscheidungen beteiligt werden. Es gibt viele lokale Beispiele, die zeigen, welche Partizipationsmöglichkeiten sich anbieten – und auch welche Vorteile die vermehrte Beteiligung für die Betroffenen selbst und für die psychiatrischen Institutionen haben.

BEISPIEL 1

In einem Sozialpsychiatrischen Dienst sind bei den Vorstellungsgesprächen für Neueinstellungen je zwei Mitarbeitende und zwei Klientenvertreter*innen anwesend.

BEISPIEL 2

Eine Nutzerbefragung in einer Tagesstätte ergibt, dass die Klient*innen auch Öffnungszeiten am Abend und am Wochenende wünschen. Da dies aus Arbeitszeitgründen von den Mitarbeitenden nicht realisiert werden kann, wird das Anliegen abgelehnt. Daraufhin machen die Besuchenden der Tagesstätte den Vorschlag, die zusätzlichen Öffnungszeiten in Eigenregie zu organisieren. Aufseiten der Mitarbeitenden gibt es zunächst viele Bedenken (Versicherungsrecht, Unzuverlässigkeit der Besuchenden), trotzdem wird in Zusammenarbeit mit zwei Laienhelferinnn die zusätzliche Öffnung ausprobiert. Zwei Jahre später ist das zusätzliche Angebot nicht mehr wegzudenken. Die Mitarbeitenden berichten, dass die Besuchenden sich seither auch an anderen Entscheidungen und Angeboten viel intensiver beteiligen.

Auf der Seite der professionell Tätigen gibt es vielfältige Bedenken und Befürchtungen, was geschehen könnte, wenn mehr Mitbestimmung eingeräumt würde. So sprachen sich etwa die Mitarbeiter*innen eines größeren sozialpsychiatrischen Trägers gegen eine interne Beschwerdestelle aus, weil sie unberechtigte Beschwerden ihrer Klient*innen befürchteten. In einer therapeutischen Wohngemeinschaft wurde der Vorschlag der Bewohnenden, die Bezugsperson aus dem Team in Zukunft selbst wählen zu können, abgelehnt, weil einzelne Mitarbeitende befürchteten, sie könnten nie gewählt werden. Viele dieser Befürchtungen sind unberechtigt und entstehen, weil Veränderungen nicht nur von Klienten und Klientinnen, sondern oft eben auch von den Mitarbeitenden als beängstigend erlebt werden. Institutionen, deren Mitarbeitende viele Bedenken haben, sind natürlich defensiv-vorsichtig und bieten nur schleppend institutionelle Mitbestimmungsmöglichkeiten an.

Ein weiteres Beispiel für eine wenn auch eher indirekte Form der Beteiligung auf institutioneller Ebene sind Nutzerinnen- und Nutzerbefragungen. In sehr vielen Einrichtungen sind in den letzten Jahren, teilweise im Rahmen des Qualitätsmanagements, solche Befragungen eingeführt worden. Sie sind eine sinnvolle Möglichkeit, die Bedürfnisse der Klientinnen und Klienten besser zu ermitteln und das professionelle Hilfeangebot besser darauf abzustimmen. Voraussetzung ist jedoch, dass die Befragungen richtig eingesetzt und durchgeführt werden. Unter dem Empowermentblickwinkel gibt es einige wichtige Punkte, die berücksichtigt werden müssen:

Relevanz: Die Fragen sollten sich auf jene Bereiche beziehen, die von den Nutzenden auch tatsächlich für relevant gehalten werden. Schwierige Themen wie Aufklärung über Nebenwirkungen oder die Beurteilung von Zwangsmaßnahmen müssen angemessen berücksichtigt werden.

Veränderungsorientierung: Nutzerbefragungen sollten so erfolgen, dass die Ergebnisse auch tatsächlich zu Veränderungen der psychiatrischen Arbeit führen können. Das bedeutet unter anderem, dass die befragten Einheiten nicht zu groß sein dürfen, beispielsweise darf die Auswertung nicht für die ganze Klinik erfolgen, sondern sollte stationsbezogen stattfinden.

Form: In vielen Fällen sind Fragebogen keine geeignete Form der Nutzerbefragung. Oftmals sind persönliche Gespräche (nicht mit der direkten Bezugsperson!) vorzuziehen oder auch Fokusgespräche in Gruppen (nach Möglichkeit mit speziell geschulten Mitarbeitenden). Es spricht einiges für den Einsatz eher qualitativer Methoden, da dabei Nachfragen und Konkretisierungen möglich und die Ergebnisse leichter zu interpretieren sind als bei rein quantitativen Befunden. In Modellprojekten werden Peers für solche Befragungen eingesetzt, was sich als sehr sinnvoll erwiesen hat (Zuaboni & Werder 2013).

Entscheidend bei all diesen Veränderungen ist die Haltung der professionell Tätigen, vor allem der Leitungsebene. Sind Nutzerbefragungen eine unliebsame Pflichtaufgabe im Rahmen des Qualitätsmanagements? Dann werden sie wahrscheinlich unengagiert durchgeführt und die Ergebnisse werden lediglich »abgelegt«, ohne dass sie Auswirkungen auf die zukünftige Arbeit haben. Können die Mitarbeitenden und die Leitungsebene mit Kritik umgehen? Andernfalls besteht die Gefahr, dass die Erhebung so erfolgt, dass positive Ergebnisse herauskommen müssen, oder es werden negative Ergebnisse »schöngeredet«. In vielen Befragungen zeigen sich ausgesprochen hohe Zufriedenheitswerte von 90 oder gar 95 Prozent. Dass sich in diesen Zahlen tatsächlich die wahre Zufriedenheit widerspiegelt, darf zuweilen bezweifelt werden.

Auch zu überinstitutionellen Gremien haben Betroffene in den letzten Jahren vermehrt Zugang bekommen. So verfügen Betroffenenvertreter mittlerweile in den meisten Regionen über Sitz und Stimme in Psychosozialen Arbeitsgemeinschaften (PSAG), Gemeindepsychiatrischen Verbünden (GPV) und anderen Gremien. Ähnliches gilt für Gremien und Initiativen auf nationaler Ebene.

Nach einer anfänglichen Euphorie auf beiden Seiten ist hier und da allerdings eine gewisse Ernüchterung eingekehrt. Zu Beginn der Empowermentbewegung wurden alle Angebote zur Gremienbeteiligung von den Betroffenenvertretern positiv aufgenommen. Inzwischen hat sich aber gezeigt, dass eine wirkungsvolle Vertretung von Nutzerinteressen nur unter bestimmten Bedingungen möglich ist:

- Die Mitspracherechte müssen ausreichend sein.
- Das Gremium muss bereit sein, sich auf die besonderen Bedürfnisse der Betroffenenvertreter*innen einzustellen (etwa nur eingeschränkt die Fachsprache zu verwenden).
- Das Gremium muss sich mit nutzerrelevanten Fragestellungen beschäftigen.

Aber auch aufseiten jener Gremien, die sich für Betroffene geöffnet haben, hat sich teilweise Ernüchterung breitgemacht. Nicht jede psychiatrieerfahrene Person ist eine guter Betroffenenvertreterin. Wenn der Rückhalt in einer größeren Betroffenengruppe oder Selbsthilfeorganisation fehlt, besteht die Gefahr, dass lediglich individuelle Interessen vertreten werden. Meistens ist ein gewisser Abstand von der eigenen Erfahrung notwendig, um sich für die Interessen einer größeren Gruppe einsetzen zu können.

Wenn den Betroffenen von professioneller Seite mehr Ressourcen zur Verfügung gestellt werden, ist in Zukunft sicher noch eine bessere Beteiligung möglich. Dazu gehört auch eine finanzielle Entschädigung für die geleistete Arbeit. Der Umstand, dass in vielen Gremien der Betroffenenvertreter das einzige ehrenamtliche Ausschussmitglied ist, ist nicht hinnehmbar. Durch eine finanzielle Entschädigung würde den Betroffenen auch die Möglichkeit von Fortbildung, Supervision etc. eröffnet. Gleichzeitig müssen sich die Vertreter*innen um einen demokratischen Rückhalt bemühen, um anerkannt zu sein.

Beschwerdestellen und Patientenfürsprecher

Zwei mittlerweile häufige Formen der Einflussmöglichkeit durch Betroffene sind Beschwerdestellen und Patientenfürsprecher*innen. Beschwerdestellen können für eine bestimmte Region, für eine Einrichtung oder für einen Träger zuständig sein. Inzwischen gibt es verschiedene Beschwerdestellen in Deutschland, viele von ihnen sind »quadrologisch« besetzt, das heißt, es arbeiten Betroffene, Angehörige, Fachpersonen sowie Laien (ehrenamtliche Helfer) mit. Diese Besetzung ist sehr wichtig, da Betroffene überhaupt nur so das nötige Vertrauen entwickeln, um sich an eine solche Stelle zu wenden. Diese Stellen nehmen die Beschwerden auf, holen die Stellungnahmen der beteiligten Personen ein, bemühen sich um eine betroffenenorientierte Lösung des Problems und geben diesen, falls nötig, auch Informationen über weitere rechtliche Möglichkeiten. Längst gibt es einige Beschwerdestellen, die bereits auf jahrzehntelange Arbeit und Erfahrung zurückblicken können.

Patientenfürsprecher*innen sind in vielen Bundesländern gesetzlich vorgeschrieben. Sie sollen als Ansprechperson für Betroffene zur Verfügung stehen, Beschwerden entgegennehmen und eine konstruktive Problemlösung suchen. Viele von ihnen sind direkt in den Kliniken anzutreffen, was Vor- und Nachteile hat. In vielen Fällen wird dadurch das nötige Vertrauen der Betroffenen erschwert.

Patientenfürsprecher*innen arbeiten meistens ehrenamtlich. Dabei kann es sich wieder um Angehörige, Betroffene, Fachpersonen und Laien handeln. Zentral für die wirkungsvolle und klientenorientierte Arbeit ist ihre Neutralität. Leider gibt es offensichtliche Fälle, in denen die Neutralität nicht gewährleistet ist. Beispielsweise wenn die Funktion des Patientenfürsprechers von einem pensionierten ehemaligen Oberarzt übernommen wird, den einige Patient*innen der Klinik sogar noch als ihren Behandler erlebt haben. Die Kritik von der Betroffenenseite, solche Patientenfürsprecher hätten eine reine

Alibifunktion, ist vermutlich nicht unberechtigt. Empowermentmöglichkeiten werden durch solche Besetzungen eher verhindert als unterstützt.

Mut zur Fehlerkultur

Die hier beschriebenen Instrumente wie Patientenfürsprecher oder Nutzerbefragungen setzen voraus, dass Leitungsebene und Mitarbeitende mit Fehlern umgehen können, andernfalls haben diese Instrumente eine reine Alibifunktion. In unserer Gesellschaft gibt es bisher eine eher negative Fehlerkultur: Fehler sollen vermieden werden, und wenn sie doch gemacht werden, versucht man sie zu vertuschen. Fehler werden nicht offen angesprochen und reflektiert. Wir haben zu viel Angst, etwa vor dem negativen Feedback von Kolleg*innen oder vor unserer Selbstbewertung. Verschiedene Branchen in der freien Wirtschaft beschäftigen sich schon länger mit dem Aufbau einer positiven Fehlerkultur. Das gilt beispielsweise für Fluggesellschaften, die sich ein Vertuschen von Fehlern nicht erlauben können, da ihre Flugzeuge schlimmstenfalls abstürzen würden.

Eine positive Fehlerkultur zeichnet sich dadurch aus, dass es zwischen Kolleg*innen und Vorgesetzten genug Vertrauen gibt, um über Fehler sprechen zu können. Wer einen Fehler gemacht hat, kann diesen zugeben und überlegen, wie dieser in Zukunft vermieden werden kann. Wer einen Fehler bei jemand anders bemerkt, traut sich diesen offen und konstruktiv anzusprechen. Wer auf einen Fehler angesprochen wird, fühlt sich nicht grundlegend in seiner Person infrage gestellt, sondern kann das eigene Verhalten reflektieren und Verbesserungsvorschläge entgegennehmen. Selbst Vorgesetzten gegenüber können Mitarbeitende Fehler zugeben, ohne negative Konsequenzen zu befürchten. Und auch Vorgesetzte selbst werden in einer solchen Kultur auf Fehler angesprochen und können konstruktiv mit

Rückmeldungen ihrer Mitarbeitenden umgehen. So würde es jedenfalls eher gelingen, Klient*innen gegenüber Fehler einzugestehen und sich ggf. dafür zu entschuldigen.

SELBSTREFLEXION

Wann haben Sie das letzte Mal einen Fehler gemacht und mit Kolleg*innen offen darüber gesprochen? (Bedenken Sie: Jeder Mensch macht Fehler. Unser letzter liegt sicher nicht Monate oder Jahre zurück.)

In vielen psychiatrischen Einrichtungen herrscht aber leider noch nicht die gerade beschriebene positive Fehlerkultur. Diese Einrichtungen tun sich mit dem Feedback von Patientenseite schwer, weshalb der Fachseite von den Betroffenen eine »Rückmeldescheu« (Prins 2001) vorgehalten wird. Solange aber keine positive Feedbackkultur herrscht, so lange besteht die Gefahr, dass die Rückmeldungen von Betroffenen nicht wirklich ernst genommen werden. Es ist beispielsweise sehr leicht, die Kritik einer Borderlineklientin mit dem Hinweis auf ihre Erkrankung abzutun, und sehr viel schwerer, sich ernsthaft damit auseinanderzusetzen. In der psychiatrischen Versorgung gibt es eine ganze Reihe spezifischer Fehler, die im Alltag immer wieder vorkommen: Da wird ein Patient mit einem Medikament behandelt, dessen Unverträglichkeit sich schon bei einem vorhergehenden Klinikaufenthalt erwiesen hatte. Es findet eine Zwangsmaßnahme statt, die durch eine einfache Intervention hätte vermieden werden können. Mitarbeiter versuchen, eine Klientin von einer Entscheidung abzubringen, die diese getroffen hat. Später stellt sich aber gerade diese Entscheidung als die sinnvollste heraus.

SELBSTREFLEXION

Wann haben Sie sich das letzte Mal bei einem Klienten oder einer Klientin für einen Fehler entschuldigt?

Schluss und Ausblick: Neue Rollenidentität der professionell Tätigen

Vielleicht ist dem einen oder der anderen beim Lesen des Buches manchmal ein bisschen mulmig geworden, weil er oder sie gespürt hat, dass durch eine Empowerment- und Recoveryorientierung vieles in der professionellen Arbeit anspruchsvoller wird, etwa wenn wir das Selbstbestimmungsrecht von Klient*innen möglichst lange wahren wollen oder unsere eigene Stigmaneigung kritisch reflektieren. Das Recovery- und Empowermentkonzept wirbelt auch das klassische Rollenverständnis professionell Tätiger grundlegend durcheinander. Klient*innen und professionell Helfende rücken näher zusammen und werden zu möglichst gleichberechtigten Partnern im Behandlungs- bzw. Unterstützungsprozess. Die klassische Unterscheidung von »gesund« (Helfende) und »krank« (Klientinnen und Klienten) löst sich durch ein verändertes Verständnis psychischer Gesundheit teilweise auf. Zudem führt der Einbezug von Peers in die sozialpsychiatrische Arbeit dazu, dass klassisch professionell Tätige genauer reflektieren müssen, wodurch ihre Tätigkeit eigentlich wirkungsvoll wird. Sie müssen zudem das bisher übliche Konzept der professionellen Distanz kritisch hinterfragen.

Eine der zentralen Fragen – und mit ihr möchte ich dieses Buch beenden – könnte man etwas plakativ in dem Slogan zusammenfassen: »Wie viel Nähe verträgt die professionelle Distanz?« Studien zur Peerarbeit zeigen uns, dass Peer-to-Peer-Begleitung ähnlich hilfreich ist wie professionelle Unterstützung. Peers sind unter anderem hilfreich, weil sie sich nicht hinter einer professionellen Rolle verstecken, sondern sich mit ihren eigenen Erfahrungen einbringen – sowohl mit ihren positiven Genesungs- als auch mit ihrer eigenen Krisenerfahrung.

Professionell Tätige haben hingegen oft gelernt, bewusst eine professionelle Distanz zu wahren und sich mit ihren eigenen Erfahrungen gar nicht oder nur wenig einzubringen. Studien zur Frage, welches professionelle Verhalten Betroffene als hilfreich empfinden, zeigen uns jedoch, dass gerade jene Fachleute als unterstützend erlebt werden, die als Personen spürbar und ggf. sogar zu unkonventionellem Verhalten bereit sind (Baer u. a. 2003; Borg & Kristiansen 2004).

Es stellt sich also die Frage, wie Fachpersonen bei aller nötigen Berücksichtigung ihrer Rolle auch zu einer wirklichen Begegnung mit ihren Klientinnen und Klienten in der Lage sind, in der sie sich nicht zuletzt mit ihren eigenen Erfahrungen einbringen. Natürlich ist es sinnvoll, Peers zukünftig vermehrt in die psychiatrische Arbeit zu integrieren. Doch auch professionell Helfende haben eine »Peerfähigkeit«, dann nämlich, wenn sie ihre eigenen Erfahrungen mit psychischen Krisen gut reflektieren und sie zum Verständnis ihrer Klient*innen nutzen und ggf. sogar in den Austausch einbringen. Auch zu dieser Peerfähigkeit finden Sie ein ergänzendes Video.

»Peerfähigkeit: Was ist das genau?«

Dabei kann es sich genauso um die Bewältigung von Alltagsschwierigkeiten handeln wie um eigene Krisenerfahrungen. Klient*innen werden so in die Lage versetzt, die oftmals vorhandene Idealisierung der professionell Tätigen zu reduzieren, was die andere Seite des eigenen mangelnden Selbstwertgefühls darstellt. Zudem erleichtert die Selbstoffenbarung der professionell Tätigen den Aufbau einer tragfähigen Arbeitsbeziehung und eines Vertrauensverhältnisses. Die Verantwortung für die eigenen Grenzen darf bei alldem nicht an die Klientinnen und Klienten delegiert werden, sondern Fachpersonen sollten selbst die Verantwortung dafür übernehmen, ihre Grenzen zu achten und sich für die Wahrung ihrer Grenzen einsetzen.

Die Peerbewegung kann klassisch professionell Tätige ermutigen, ihre eigenen Erfahrungen besser zu reflektieren und eine Beziehungsgestaltung mit ihren Klient*innen zu pflegen, in der auch Gemeinsamkeiten benannt werden können, statt Unterschiede herauszustellen. Unterschiede sollten nicht betont, sondern Ähnlichkeiten wahrgenommen und reflektiert werden, natürlich ohne Unterschiede zu verwischen oder die Erfahrungen psychiatrieerfahrener und nicht psychiatrieerfahrener Menschen gleichzusetzen.

In vielen psychiatrischen Teams herrscht auch heute noch eine Kultur, in der Fachpersonen ihre eigene Krisenerfahrung zu verbergen versuchen, anstatt sich mit ihrer eigenen Verletzlichkeit einzubringen und diese auch als Qualifizierung für ihre Tätigkeit zu verstehen. Teams sollten eine Kultur etablieren, in der Mitarbeitende offen mit ihren eigenen Krisen umgehen können. Immer wieder bin ich in Teamentwicklungen und Supervisionen verwundert, wie schwer uns professionell Tätigen die Perspektivenübernahme und der Rollenwechsel mit unseren Klient*innen fallen. Würde uns das besser gelingen, dann wäre es leichter, einen großen Teil des Verhaltens der Klientinnen und Klienten als sinnhaft zu verstehen, wir könnten nämlich erkennen, dass wir uns in ähnlichen Situationen nicht viel anders verhalten würden. Nötig ist es auch, alles zu unterlassen, was unnötige Distanz zu Klient*innen aufbaut. Dazu gehören etwa Status- und Abgrenzungssymbole wie der weiße Kittel, den es in verschiedenen Kliniken immer noch gibt.

In einer Psychiatrie, die ich mir wünsche, treffen sich zunächst einmal Menschen, die sich dort in verschiedenen Rollen begegnen, aber immer um das gemeinsame Menschsein wissen. Wenn wir uns dem anderen näher fühlen, sind wir zu mehr Akzeptanz und Mitgefühl in der Lage und können ihn oder sie leichter so behandeln, wie wir in einer Krisensituation vielleicht selbst auch behandelt werden möchten, nämlich mit Respekt, auf Augenhöhe und mit offenem Herzen.

Ausgewählte Literatur

Aderhold, V. (2007): Partizipativer Umgang bei der Neuroleptika-Behandlung. Subjektorientierte kooperative Psychopharmakotherapie psychotischer Menschen. In: Knuf, A.; Osterfeld, M. & Seibert, U. (Hg.): Selbstbefähigung fördern. Empowerment und psychiatrische Arbeit. Bonn, S. 183 – 210.

Amering, M. & Schmolke, M. (2012). Recovery. Das Ende der Unheilbarkeit. Köln.

Amering, M. u. a. (1999): Psychiatric Wills of Mental Health Professionals: A Survey of Opinions Regarding Advance Directives in Psychiatry. In: *Soc. Psychiatry Psychiatr. Epidemiol.*, 34, S. 30 – 34.

Amstutz, M.; Neuenschwander, M. & Modestin, J. (2001): Burnout bei psychiatrisch tätigen Ärztinnen und Ärzten. In: *Psychiatrische Praxis,* 28, S. 163 – 167.

Antonovsky, A. (1997): Salutogenese. Zur Entmystifizierung der Gesundheit. Tübingen.

Baer, N.; Domingo, A. & Amsler, F. (2003): Diskriminiert. Gespräche mit psychisch kranken Menschen und Angehörigen zur Qualität des Lebens. Bonn.

Behrendt, B. (2009): Meine persönlichen Warnsignale. Ein psychoedukatives Therapieprogramm zur Rezidivprophylaxe bei schizophrener und schizoaffektiver Erkrankung. Tübingen.

Behrendt, B. & Schaub, A. (2005): Handbuch Psychoedukation und Selbstmanagement. Tübingen.

Bock, T. (2017): Eigensinn und Psychose. »Noncompliance« als Chance. Neumünster.

Bock, T. (2020): Menschen mit Psychose-Erfahrung begleiten. Köln.
Borg, M. & Kristiansen, K. (2004): Recovery-oriented professionals: Helping relationships in mental health services. In: *Journal of Mental Health,* 13, 5, S. 493–505.
Burr, C.; Schulz, M.; Winter, A. & Zuaboni, G. (2013): Recovery in der Praxis. Voraussetzungen, Interventionen, Projekte. Köln.
Buck, D. (2014): Auf der Spur des Morgensterns. Psychose als Selbstfindung. Neumünster.
Corrigan, P. W. & Lundin, B. (2001): Don't call me nuts. Coping with the stigma of mental illness. Chicago.
Deegan, P. (1996): Recovery and the conspiracy of hope. In: http://akmhcweb.org/recovery/deegan-recovery-hope.pdf.
Deegan, G. (2003): Discovering Recovery. In: *Psychiatric Rehabilitation Journal,* 26, 4, S. 368–376.
Elwyn, G. u. a. (2001): Shared-decision-making observed in clinical practice: Visual displays of communication sequences and patterns. In: *J. Eval. Clin. Pract.,* 7, S. 211–221.
Forsyth, J. P. & Eifert, G. H. (2018): Mit Ängsten und Sorgen erfolgreich umgehen. Göttingen.
Greve, N.; Osterfeld, M. & Diekmann, B. (2017): Umgang mit Psychopharmaka. Bonn.
Hamann, J. & Kissling, W. (2005): Shared Decision Making bei der Therapie schizophrener Patienten. In: Härter, M.; Loh, A. & Spies, C. (Hg.): Gemeinsam entscheiden – erfolgreich behandeln. Neue Wege für Ärzte und Patienten im Gesundheitswesen. Köln, S. 175–190.
Hammer, M. & Plößl, I. (2017): Irre verständlich. Köln.
Hermer, M. (2001): Ressourcenorientierte Psychotherapie – Notwendigkeit, Widerstände, Grenzen. In: Krisor, M.; Pfannkuch, H. & Wunderlich, K. (Hg.): Gemeinde, Alltag, Ressourcen – Aspekte einer subjektorientierten Psychiatrie. Lengerich.

Herriger, N. (2020): Empowerment in der Sozialen Arbeit. Eine Einführung. Stuttgart.

Hintenberger, G. (2026): Digitale Ansätze in der psychosozialen und psychiatrischen Arbeit. Köln.

Jensen, M.; Hoffmann, G.; Spreitz, J. & Sadre-Chirazi-Stark, M. (2023): Diagnosenübergreifende Psychoedukation. Köln.

Kast, V. (2013): Freude, Inspiration, Hoffnung. Ostfildern.

Ketelsen, R.; Schulz, M. & Zechert, C. (2004): Seelische Krise und Aggressivität. Der Umgang mit Deeskalation und Zwang. Bonn.

Knuf, A. (2004): Vom demoralisierenden Pessimismus zum vernünftigen Optimismus. Eine Annäherung an das Recovery-Konzept. In: *Soziale Psychiatrie,* 1, S. 38 – 40.

Knuf, A. (Hg.) (2012): Gesundung ist möglich. Boderline-Betroffene berichten. Köln.

Knuf, A. (2016): Sei nicht so hart zu dir selbst. Selbstmitgefühl in guten und in miesen Zeiten. München.

Knuf, A. (2018): Scham, Minderwertigkeit und Selbsthass überwinden. In: *Kerbe,* 4, S.41–43.

Knuf, A. (2020): Umgang mit Gefühlen in der psychiatrischen Arbeit. Köln.

Knuf, A. (2022): Nix wie fühlen. Achtsamer Umgang mit Gefühlen in Beratung, Therapie und Training. Arbor-Verlag.

Knuf, A. & Bridler, S. (2008): Recovery konkret. In: *Psychosoziale Umschau,* 4, S. 26–29.

Knuf, A. & Gartelmann, A. (Hg.) (2020): Bevor die Stimmen wiederkommen. Vorsorge und Selbsthilfe bei psychotischen Krisen. Bonn.

Knuf, A. & Hammer, M. (2013): Die Entdeckung der Achtsamkeit in der Arbeit mit psychisch erkrankten Menschen. Köln.

Knuf, A.; Osterfeld, M. & Seibert, U. (2007): Selbstbefähigung fördern. Empowerment und psychiatrische Arbeit. Bonn.

Knuf, A. & Tilly, C. (2018): Borderline: Das Selbsthilfebuch. Köln.

Kremer, G. & Schulz, M. (2020): Motivierende Gesprächsführung in der Psychiatrie. Bonn.

Lauber, C.; Nordt, C.; Braunschweig, C. & Rössler, W. (2006): Do mental health professionals stigmatize their patients? In: *Acta Psychiatr. Scand.*, 113 (Suppl. 429), S. 51–59.

Linehan, M. (1996): Trainingsmanual zur Dialektisch-Behavioralen Therapie der Borderline-Persönlichkeitsstörung. München.

Loh, A. u. a. (2005). Miteinander statt nebeneinander – Der Patient als Partner in der Depressionsbehandlung. In: Härter, M.; Loh, A. & Spies, C. (Hg.): Gemeinsam entscheiden – erfolgreich behandeln. Neue Wege für Ärzte und Patienten im Gesundheitswesen. Köln, S. 165–174.

Löhr, M.; Schulz, M. & Nienaber, A. (2022): Safewards – Sicherheit durch Beziehung und Milieu. Köln.

Luoma, J.; Hayes, S. & Walser, R. (2009): ACT-Training. Acceptance & Commitment Therapie: ein Handbuch. Göttingen.

Mahler, L.; Jarchov-Jadi, I.; Montag, C. & Gallinat, J. (2014): Das Weddinger Modell: Resilienz- und Ressourcenorientierung im klinischen Kontext. Köln.

Mahler, L.; Wullschleger, A. & Oster, A. (2021): Nachbesprechung von Zwangsmaßnahmen. Ein Praxisleitfaden. Köln.

Mario, A. u. a. (2009): Deeskalationsstrategien in der psychiatrischen Arbeit. Bonn.

Marschner, R. & Brosey, D. (2022): Rechtliche Grundlagen psychiatrischer Arbeit. Köln.

Matzat, J. (2004): Selbsthilfegruppen für psychisch Kranke – Ergebnisse einer Umfrage bei Selbsthilfe-Kontaktstellen. In: Deutsche Arbeitsgemeinschaft Selbsthilfegruppen (Hg.): Selbsthilfegruppenjahrbuch 2004. Gießen.

Podvoll, E. (1997): Verlockung des Wahnsinns. Therapeutische Wege aus entrückten Welten. München.

Prins, S. (2001): »Gut, dass wir mal darüber sprechen!« Wortmeldungen einer Psychiatrie-Erfahrenen. Neumünster.

Ralph, R. O. (2005): Verbal Definitions and Visual Models of Recovery: Focus on the Recovery Model. In: R. O. Ralph, R. O. & Corrigan, P. W. (Hg.): Recovery in mental illness: Broadening our understanding of wellness. Washington, S. 134 –145.

Rosemann, M. (2018): BTHG: Die wichtigsten Neuerungen für die psychiatrische Arbeit. Köln.

Rupp, M. (2018): Psychiatrische Krisenintervention. Köln.

Sachse, R.; Langens, T. & Sachse, M. (2018): Klienten motivieren. Therapeutische Strategien zur Stärkung der Änderungsbereitschaft. Köln.

Sappok, T. & Wehmeyer, M. (2026): Menschen mit Störung der Intelligenzentwicklung begleiten. Köln.

Schlimme, J. E. & Brückner, B. (2017): Die abklingende Psychose. Verständigung finden, Genesung begleiten. Köln.

Schlimme, J. E.; Scholz, T. & Seroka, R. (2019): Medikamentenreduktion und Genesung von Psychosen. Köln.

Seligman, M. (2016): Erlernte Hilflosigkeit. Weinheim.

Shazer, S. de (2012): Wege der erfolgreichen Kurztherapie. Stuttgart.

Storck, T. (2026): Übertragung und Gegenübertragung in der psychiatrischen Arbeit nutzen. Köln.

Terzioglu, P. (2005): Die gelungene Arzt-Patient-Kooperation in der psychiatrischen Praxis. Bonn.

Terzioglu, P. & Zaumseil, M. (2007): Wie kann eine partizipative Zusammenarbeit zwischen Patienten und Ärzten gelingen? Das Konzept der geteilten Entscheidungen. In: Knuf, A.; Osterfeld, M. & Seibert, U. (Hg.): Selbstbefähigung fördern. Empowerment und psychiatrische Arbeit. Bonn, S. 211–227.

Utschakowski, J.; Sielaff, G.; Bock, T. & Winter, A. (Hg.): (2016):

Experten aus Erfahrung. Peerarbeit in der Psychiatrie. Köln.
Weiss, T. & Haertel-Weiss, G. (2008): Familientherapie ohne Familie. Kurztherapie mit Einzelpatienten. München.
Zinkler, M.; Mahlke, C. & Marschner, R. (Hg.) (2019): Selbstbestimmung und Solidarität. Unterstützte Entscheidungsfindung in der psychiatrischen Praxis. Köln.
Zuaboni, G. & Werder, B. (2013): Von der Patientin zum Profi. In: Burr, C.; Schulz, M.; Winter, A. & Zuaboni, G. (Hg.): Recovery in der Praxis. Köln, S. 113 – 125.

Internetadressen und Onlinematerialien

Betroffenen- Angehörigenorganisationen

BApK. Angehörigenverband www.bapk.de

Europäisches Netzwerk psychiatrie-erfahrener Menschen (englischsprachig): https://enusp.org

Nationale Kontakt- und Informationsstelle zur Anregung und Unterstützung von Selbsthilfegruppen: www.nakos.de

Netzwerk Stimmenhören e.V: http://netzwerk-stimmenhoeren.de

Peerarbeit: Experten durch Erfahrung in der Psychiatrie EX-IN Deutschland e. V., dort findet sich auch eine Liste mit den lokalen Ausbildungsgruppen: http://ex-in.de

Bundesverband der Psychiatrie-Erfahrenen (BPE e. V.): www.bpe-online.de

Materialien

Es gibt zahlreiche Materialien und Informationsmedien, die für Fachpersonen, Betroffene und Angehörige hilfreich sein können. Dazu zählen zum Beispiel die Behandlungsvereinbarung, der Krisenpass oder die Patientenverfügung und Vorsorgevollmacht, aber auch weitere Informationen über Empowerment, Recovery oder einen nutzerorientieren Umgang mit Medikamenten. Auf den folgenden Internetseiten finden Sie solche Materialien und kostenlose Veröffentlichungen:

Deutsche Gesellschaft für Soziale Psychiatrie: www.dgsp-ev.de/veroeffentlichungen/broschueren.html

Leitfaden zur Erstellung und Anwendung psychiatrischer Patientenverfügungen unter, inklusive eines ausfüllbaren Formulars: https://forschen-und-teilen.de/selbstbestimmt-in-der-krise/

Bundesgesundheitsministerium:
https://www.bundesgesundheitsministerium.de/patientenverfuegung.html

Psychiatrie-Verlag:
https://psychiatrie-verlag.de/nuetzliche-materialien-zum-download/

Verschiedenste, sehr umfangreiche Materialien zu Recovery und Empowerment, sowohl Materialien für Betroffene als auch Schulungsmaterialien für Fachpersonen:
www.pflege-in-der-psychiatrie.eu/recovery-eu.htm

Podcast

In ihrem Podcast »Your Mind & Me« bieten Andreas Knuf und Larissa Henschel zusammen mit Kolleg*innen alle 14 Tage eine 5- bis 15-minütige Kurzfortbildung zu Recovery und anderen Themen der Sozialpsychiatrie an (überall, wo es Podcasts gibt). Die Kurzfortbildungen finden sich auch auf dem Youtube-Kanal von MINDEMY (https://www.youtube.com/@mindemy8172). Dort gibt es zudem Erfahrungsberichte von genesenen Betroffenen. Diese sind auch auf verschiedenen anderen Youtube-Kanälen zu finden, etwa dem des BApK.

Online-Kurse

Auf der Onlinekurs-Plattform MINDEMY (www.mindemy.de) finden Sie verschiedene Kurse zu den in diesem Buch angesprochenen Themen. Diese Kurse eignen sich für die individuelle Fortbildung oder die Weiterbildung von Teams.

Zum Thema »Recovery« finden Sie dort die Kurse:

- »Zuversicht fördern!« von Andreas Knuf
- »Recoveryorientierung (auch) in der Akutpsychiatrie: Das Weddinger Modell« von Lieselotte Mahler

- »Wie kann ich die Selbstbestimmung meiner Klient*innen fördern?« von Andreas Knuf
- »Wie können Scham und Selbststigmatisierung überwunden werden?« von Andreas Knuf
- »Selbstbestimmter Umgang mit Psychopharmaka – ein Psychiater gibt Tipps« von Jan Dreher

Mit dem Rabattcode RECOVERY26 können Sie die Kurse zu einem ermäßigten Preis (25 Prozent Rabatt) nutzen. Die drei Kurse zu den Themen Zuversicht, Selbstbestimmung sowie Scham und Selbststigmatisierung sind außerdem als Kurs-Kombipaket zu einem ermäßigten Preis erhältlich.

Seminare zu Recovery bietet Andreas Knuf bei den SeeSeminaren in Konstanz an, siehe www.seeminar.de

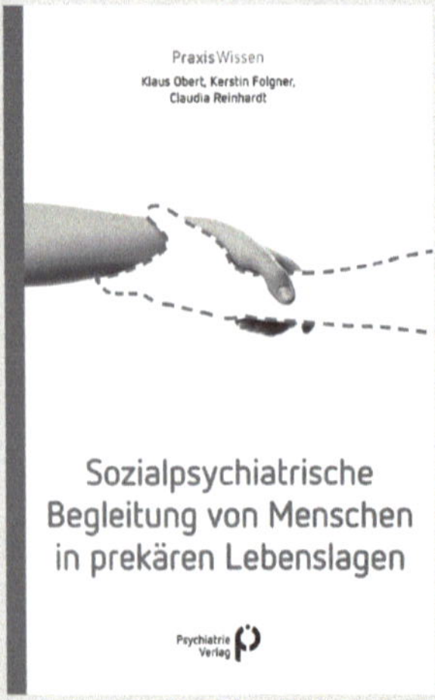

Klaus Obert, Kerstin Folgner, Claudia Reinhardt

Sozialpsychiatrische Begleitung von Menschen in prekären Lebenslagen

1. Auflage 2025

ISBN: 978-3-96605-313-6	22,00 €
E-Book (PDF): 978-3-96605-320-4	21,99 €
E-Book (PDF): 978-3-96605-321-1	21,99 €

160 Seiten

Prekär und herausfordernd! Aber für wen?

Manche Menschen sind zwar »objektiv« Teil der Zuständigkeit der Sozialpsychiatrie, fallen aber trotzdem durch das Raster. Teils, weil sie selbst keinen Kontakt mit der Psychiatrie wollen, teils, weil sie nur schwer erreichbar sind. Sozialpsychiatrisch Tätige begeben sich, gesetzlich beauftragt und durch persönliche Haltungen motiviert, dennoch in den herausfordernden Kontakt.

Wie gelingen der Umgang und die Begleitung von Menschen mit herausforderndem und »schwierigem« Verhalten? Scheitert die Unterstützung an den Ansprüchen und Vorurteilen der Helfenden oder an institutionellen Grenzen und unzumutbaren gesellschaftlichen Verhältnissen? Welche neuen und alternativen Wege und Ideen braucht es, um ungewohnte Situationen zu meistern?

Die Autor*innen des Buchs versammeln viele Fallgeschichten und komplexe Praxisbeispiele, um mögliche Wege aufzuzeigen. Über die Praxis hinaus weisen sozialpolitische Denkanstöße und Grundsatzhaltungen, die persönliches, aber auch gesellschaftliches Umdenken ermöglichen.

Psychiatrie Verlag

Telefon: 0221 167989-0
E-Mail: info@psychiatrie-verlag.de
Internet: www.psychiatrie-verlag.de